AF641331

Monika Gerlinghoff • Herbert Backmund •
Cordula Bittenbinder-Obermeier

Essen will gelernt sein

Die Autoren

Die Ärzte Monika Gerlinghoff und Herbert Backmund haben das Therapie-Centrum für Essstörungen am Max-Planck-Institut für Psychiatrie in München gegründet und das innovative, tagklinische, verhaltenstherapeutisch orientierte Gruppenkonzept einschließlich therapeutischer Wohngruppen entwickelt. Seit 2008 leiten sie das TCEforum zusammen mit ehemaligen Patientinnen mit den Schwerpunkten Öffentlichkeitsarbeit, Prävention und Nachsorge mit Rückfallprophylaxe.
Frau Cordula Bittenbinder-Obermeier ist Diätassistentin und Ernährungstherapeutin und arbeitet seit 2008 im TCEforum.

Monika Gerlinghoff • Herbert Backmund •
Cordula Bittenbinder-Obermeier

Essen will gelernt sein

Bei Essstörungen und auch sonst

BELTZ

FSC
www.fsc.org
MIX
Papier aus verantwortungsvollen Quellen
FSC® C089473

Dieses Buch ist erhältlich als:
ISBN 978-3-407-86489-5 Print
ISBN 978-3-407-86498-7 E-Book (EPUB)

in der Verlagsgruppe Beltz · Weinheim Basel
Werderstraße 10, 69469 Weinheim

Umschlaggestaltung: www.anjagrimmgestaltung.de (Gestaltung), www.stephanengelke.de (Beratung)
Umschlagabbildung: Hintergrundstruktur © Tiberium/shutterstock.com
Illustration: © arigato/shutterstock.com

Layout und Herstellung: Antje Birkholz
Druck und Bindung: Beltz Bad Langensalza GmbH, Bad Langensalza
Printed in Germany

Weitere Informationen zu unseren Autoren und Titeln finden Sie unter: www.beltz.de

Inhalt

Vorwort

»Essen will gelernt sein« ist erstmals im Jahr 2000 erschienen. Damals wie heute ist das Essprogramm der wesentliche Teil des Buches. Der Ursprung des Programms geht auf eine Initiative von Patientinnen zurück, die sich für die Zeit nach ihrer Entlassung aus der Tagklinik des Therapie-Centrums für Essstörungen (TCE) eine Hilfe für die Gestaltung ihrer Ernährung im Alltagsleben schaffen wollten, eine Richtschnur für »richtiges« Essen. Die Patientinnen haben die Sammlung von Rezepten »Startschuss« genannt. Daraus ist schließlich unser Buch entstanden.

Menschen mit einer Essstörung müssen nämlich wieder lernen zu essen. Das pathologische Essverhalten ist zwar nicht das wesentlichste Symptom dieser Krankheiten, aber ohne Zweifel haben die Patientinnen einen normalen, üblichen, spontanen Umgang mit Nahrung und Essen im Verlauf ihrer Krankheit verlernt. Bei Unsicherheiten über Art und Mengen von Nahrung wird eine magersüchtige Patientin »eher einsparen«, wie sie es nennt, und eine Patientin mit Essanfällen eher etwas mehr essen. Essenspläne und Essprogramme, Vorgaben für »richtiges Essen« sind für Akutpatientinnen und »Ehemalige« eine wichtige Hilfe.

Ratschläge zum Essen können auch für Menschen hilfreich sein, die, ohne an einer Essstörung zu leiden, aus vielerlei Gründen und Sachzwängen mit ihren täglichen Ernährungsgewohnheiten durcheinandergekommen sind und den Wunsch haben, Orientierung zu finden. Es mag Leserinnen und Leser geben, die das Bedürfnis haben, sich zu informieren, was als gesunde Mischkost, als vegetarische oder vegane ausgewogene Kost bezeichnet werden kann, und dafür geeignete Rezepte suchen. Andere wünschen sich vielleicht Anregungen für die kulinarische Gestaltung einer Einladung oder Party.

Die vorliegende aktualisierte Neuauflage dieses Buches bietet Orientierung und liefert wichtige Informationen. Im ersten Teil beschreiben wir die Essstörungen als Krankheiten einschließlich ihrer Komplikationen. Es folgt eine Darstellung aus der Sicht von Patientinnen, die an diesen Krankheiten leiden und vermitteln können, wie sehr diese Krankheiten sich im Leben der betroffenen jungen Menschen ausbreiten und letztlich in alle Bereiche eingreifen – weit ab von zu wenig oder zu viel essen. Danach erklären wir, wie und mit welchen Hilfsmitteln eine gesunde, normale – im Jargon der Erkrankten »richtige« – Ernährung gelernt werden kann. Es folgen einige Denkanstöße und Ratschläge zum Thema von Patientinnen und uns. Diese und weitere Denkanstöße haben wir in einer eigenen Broschüre zusammengefasst, die Sie auf der Internetseite des Beltz Verlages kostenlos herunterladen können.

Der letzte Teil enthält Anleitungen zum Backen und Kochen für verschiedene Gelegenheiten und schließlich eine Fülle von Rezepten, von einer einfachen, rasch zubereiteten Mahlzeit, über Snacks und Dips bis hin zu genussvollen Speisen.

Denn auch Genießen – nicht nur beim Essen – kann und will gelernt sein!

I. Einführung

Aktuelles zum Essverhalten in Deutschland

Bei der Beschäftigung mit dem Thema Essstörungen kommt immer wieder die Frage: Was ist eigentlich ein normales Essverhalten? Eine einfache Antwort darauf ist nicht möglich. Jeder wird für sich und seine Lebensumstände eine eigene Norm definieren und außerdem gilt auch fürs Essen: Die Geschmäcker sind verschieden.

Die Ernährungsgewohnheiten der ganzen Bevölkerung können genau erfasst und beschrieben werden. Anfang des Jahres ist zum Beispiel der Ernährungsreport 2017 des Bundesministeriums für Ernährung und Landwirtschaft erschienen mit dem Titel *Deutschland, wie es isst*[1]. Am liebsten essen die Deutschen, so ist zu lesen, zu 53 Prozent Fleischgerichte, 38 Prozent Nudeln, aber nur 16 Prozent Fischgerichte und 14 Prozent Kartoffelgerichte. Pizza erreicht in dieser Aufstellung nur 13 Prozent, noch weniger als Suppen mit 15 Prozent. Auch zum Nahrungserwerb gibt es wichtige Aussagen: »Ich kaufe, was mir schmeckt« hat mit 97 Prozent die höchste Zustimmung, es folgt als Kriterium mit 73 Prozent die Auswahl regionaler Lebensmittel. 57 Prozent achten darauf, dass das Lebensmittel, das sie auswählen, preiswert ist.

In diesem Bericht finden sich weitere interessante Ergebnisse rund ums Essen: 55 Prozent der Befragten wünschen sich eine einfache und schnelle Zubereitung der Nahrung, zehn Prozent mehr als bei der Befragung ein Jahr zuvor (2015), dementsprechend ist die Zahl derer, die täglich kochen, von 41 Prozent auf 39 Prozent weiter gesunken. Allerdings begeistern sich Jugendliche im Alter von 14 bis 18 Jahren überraschend häufig fürs Kochen, nämlich 89 Prozent, wenn auch nicht täglich.

Woher haben die Deutschen den Großteil ihrer Lebensmittel? 62 Prozent kaufen im Supermarkt, noch mal 3 Prozent mehr als 2015 (59 Prozent), 30 Prozent im Lebensmittelfachgeschäft (4 Prozent weniger als 2015) und 6 Prozent im Bioladen (2 Prozent weniger als 2015), und zwar kaufen dort hauptsächlich 14- bis 18-Jährige und über 60-Jährige.

Manche Menschen bevorzugen eine Ernährung mit eingeschränkter Auswahl an Lebensmitteln. Über die Verbreitung der vegetarischen Ernährungsweise in Deutschland unterrichtet das Robert-Koch-Institut im Journal of Health Monitoring 2016 1(2)[2]. In diesem ausführlichen, informativen Artikel, der sich überwiegend auf DEGS1[3] bezieht, wird der Prozentsatz der Bevölkerung (im Alter von 18 bis 79 Jahren), der sich üblicherweise vegetarisch ernährt, mit 4,3 Prozent angegeben und zwar 6,1 Prozent der Frauen und 2,5 Prozent der Männer. Der Anteil ist unter den 18- bis 29-Jährigen (Frauen 9,2 Prozent und Männer 5,0 Prozent) sowie bei Frauen im Alter von 60 bis 69 Jahren mit 7,3 Prozent am höchsten. Menschen mit veganer Lebensweise verzichten auf alle tierischen Produkte einschließlich Eiern und Honig. Ihr Anteil an der Bevölkerung wird in dem Bericht in Deutschland mit etwa 1 Prozent angegeben.

Wie steht es mit den Essgewohnheiten Jugendlicher? Schülerinnen und Schüler vor allem der weiterführenden Schulen müssen sich auch in der Gestaltung ihrer täglichen Ernährung den Vorgaben der jeweiligen Schule anpassen. Regelmäßiges Frühstück, Mittagessen und Abendbrot waren früher einmal. Frühstück gilt gerade im Kindes- und Jugendalter eigentlich als wichtigste Mahlzeit des Tages. Dem Faktenblatt des HBSC-Studienverbundes Deutschland[4] »Häufigkeit des Frühstücks von Kindern und Jugendlichen« ist aber zu entnehmen, dass nur 57,3 Prozent der Mädchen und 65,1 Prozent der Jungen im Alter von 11 bis 15 Jahren an Schultagen täglich frühstükken, rückläufig mit zunehmendem Alter. Das Mittagessen wird im Schulalltag in erster Linie von der Unterrichtsdauer bestimmt. Ob eine Mensa vorhanden ist oder nicht, spielt für Jugendliche, die mittags den Schulbereich verlassen dürfen, keine Rolle, die Tendenz zu Snacks und Fast Food ist ungebrochen und der Gesichtspunkt einer gesunden Ernährung spielt kaum eine Rolle. »Weil es gut schmeckt« ist mit 100 Prozent der höchste Akzeptanzfaktor, wie aus einer Veröffentlichung der Hamburgischen Arbeitsgemeinschaft für Gesundheitsförderung (HAG) zusammen mit »in form« hervorgeht[5]. Weil es nicht so gut bestellt ist mit der gesunden Ernährung Jugendlicher, hat Ende 2015 der Bundeslandwirtschaftsminister Christian Schmidt die Einführung eines neuen Schulfaches angeregt: »Jedes Kind soll das Einmaleins einer gesunden Ernährung lernen, unabhängig von der Herkunft und vom Schultyp.«

Ein Teil der Jugendlichen und Erwachsenen ist mit Körper, Aussehen und Figur nicht zufrieden. Eine Diät soll helfen. Gemeint ist eine sogenannte Reduktionsdiät, das bedeutet, es sollen weniger Kalorien gegessen als verbraucht werden. Dazu gibt es eine Fülle von Ratschlägen und Empfehlungen und ebenso viele Fertigprodukte, die das Abnehmen erleichtern sollen. Nicht alle Diäten sind gesund, und Ärzte empfehlen, eine Reduktionsdiät von vornherein zeitlich zu begrenzen. Immerhin hat nach einer Studie des Institutes für Demoskopie Allensbach 2014[6] knapp die Hälfte der deutschen Bevölkerung (ab 16 Jahre), nämlich 45 Prozent (39 Prozent Männer, 51 Prozent Frauen) den Wunsch, abzunehmen, und zwar nicht nur diejenigen mit deutlichem Übergewicht (BMI >30), sondern auch 10 Prozent der Männer und 34 Prozent der Frauen mit Normalgewicht! Erfahrungen mit einer Diät haben 38 Prozent der Bevölkerung (24 Prozent der Männer, 51 Prozent der Frauen) und immerhin 76 Prozent der Befragten haben ihre Diät als ganz oder teilweise erfolgreich empfunden.

Was ist nun das sicht- und messbare Ergebnis jeglicher ungezügelter, eingeschränkter, einsichts- oder ideologiegesteuerter oder diätetischer Ernährung? Auch diese Frage kann nur im Kollektiv beantwortet werden. Die übliche Maßeinheit ist der Body-Mass-Index (BMI = kg/m^2). Es gelten nach WHO folgende Werte: Normbereich 18 bis 25 kg/m^2, Übergewicht 25 bis 30 kg/m^2 und Adipositas (Fettleibigkeit) ab einem BMI von 30 und darüber.

Zahlen gibt es aus der schon erwähnten Studie zur Gesundheit Erwachsener in Deutschland (DEGS 1), veröffentlicht 2013. Demnach fand sich bei der deutschen Bevölkerung im Alter von 18 bis 79 Jahren ein durchschnittlicher BMI von 26,4 bei den Frauen und von 26,9 bei den Männern. Übergewichtig waren in dieser Studie 53 Prozent der Frauen und 67,1 Prozent der Männer, Werte, die im 10-Jahres-Vergleich wenig verändert sind. Gestiegen ist aber die Prävalenz der Adipositas, die bei den Frauen nun 23,9 Prozent (im Vergleich: 22,5 Prozent) und 23,5 Prozent (im Vergleich 18,9 Prozent) bei den Männern beträgt. Der deutliche Anstieg der Adipositas zeigt sich besonders bei jüngeren Altersgruppen, etwa ab 25 Jahren.

Auch in der Europäischen Union ist Adipositas ein Thema. Nach einer europäischen Gesundheitsbefragung 2014[7] hatten 46,1 Prozent der in der Europäischen Union lebenden Erwachsenen ab 18 Jahren Normalgewicht, 51,6 Prozent waren übergewichtig, und zwar 35,7 Prozent präadipös (BMI zwischen 25 und 30 kg/m^2) und 15,9 Prozent adipös. 2,3 Prozent waren untergewichtig.

Aber das Problem einer Gewichtszunahme trifft auf die ganze Menschheit zu, wie eine wissenschaftliche Untersuchung um eine Londoner Forschergruppe ergab[8]: 1975 waren 6,4 Prozent der Frauen und 3,2 Prozent der Männer adipös, im Jahr 2014 sind die Zahlen auf 14,9 Prozent der Frauen und 10,8 Prozent der Männer angestiegen (davon hatten 5,0 Prozent der Frauen und 2,3 Prozent der Männer einen BMI über 35 kg/m^2, also eine deutliche Fettleibigkeit), das sind etwa 641 Millionen Menschen, und die Forscher verweisen auf die mit starkem Übergewicht verbundenen Krankheiten. Trotz dieser weltweiten Gewichtszunahme gibt es viele – viel zu viele – Länder, in denen die Menschen noch immer Hunger leiden.

Dieses statistische Dickerwerden der Menschen wurde für Erwachsene ab 18 Jahren beschrieben. Zum Körpergewicht von Kindern und Jugendlichen gibt es Angaben in einem weiteren Faktenblatt der schon erwähnten HBSC-Studie 2013/14, veröffentlicht im November 2015[9]. Insgesamt wurde bei Jungen und Mädchen im Alter von 11, 13 und 15 Jahren bei 75,9 Prozent ein Normalgewicht errechnet, bei 5,9 Prozent ein Übergewicht und bei 3,1 Prozent eine Adipositas. Dabei bestehen deutliche Unterschiede zwischen Jungen und Mädchen: Von den Jungen waren 6,8 Prozent übergewichtig und 3,3 Prozent adipös, von den Mädchen hatten 4,9 Prozent Übergewicht und 2,8 Prozent waren adipös. Mit zunehmendem Alter steigt der Anteil der übergewichtigen und adipösen Jugendlichen, bei den Jungen stärker als bei den Mädchen.

Die Nachteile eines Übergewichts, besonders bereits im Jugendalter, sind vielfältig. Obwohl nicht alle übergewichtigen Menschen krank sind, besteht doch in allen Altersgruppen die Gefahr von medizinischen Komplikationen, natürlich ganz besonders bei Adipositas. Zudem sind im Jugendalter durch Übergewicht ausgelöste Ausgrenzungen bis hin zum Mobbing nicht selten.

Über- und auch Untergewicht können jedoch vermieden werden. Wer es wünscht und sich dafür engagiert, kann an seinem Essverhalten etwas ändern. Ob ein jugendlicher oder erwachsener Mensch zu viel oder zu wenig Nahrung zu sich nimmt: Wir wollen zeigen, dass vernünftiges Essen gelernt werden kann!

Gestörtes Essverhalten

Die Frage, warum es für viele Menschen so mühsam und letztlich frustrierend ist, ein individuell angestrebtes Gewicht zu erreichen und zu halten, ist generell nicht zu beantworten. Jedenfalls sind die Lebensumstände für eine geregelte Nahrungsaufnahme schwieriger geworden. Der früher übliche Zeitplan Frühstück – Mittagessen – Abendessen ist durcheinandergeraten. Feste Mahlzeiten gibt es eigentlich nur mehr in Institutionen, etwa in Kantinen, Krankenhäusern oder Seniorenheimen. Dadurch, dass immer irgendetwas zu essen verfügbar ist, in kleinen Portionen und handlich verpackt, kann man sich, wann und wo man will, verköstigen. Auch für den »kleinen Snack zwischendurch« ist reichlich gesorgt. Allerdings geht bei dieser Art der Ernährung die Kontrolle leicht verloren. Wir haben das Gefühl, schon tagelang nicht mehr »richtig« gegessen zu haben; Chips und das Bier beim Fernsehen zählen sowieso nicht. So bekommt Essen eine emotionale Funktion: Wir gönnen uns etwas Verbotenes, weil wir sowieso immer zu kurz kommen, ob aus Freude oder aus Ärger, um etwas zu feiern oder aus einer beruflichen Verpflichtung. Danach reden wir davon, dass wir gesündigt haben, aber es wieder in den Griff bekommen. So entsteht ein ständiges Hin und Her zwischen Wollen, Müssen und Nichtdürfen.

Dem Wunsch nach einer Traumfigur eifern viele nach – entweder erlegen sie sich selbst diesen Druck auf oder sie geben den Erwartungen ihrer Mitmenschen nach. In manchen Berufen ist die Gewichtskontrolle obligatorisch. Dazu gehören zum Beispiel professionelles Tanzen, Modeln, viele Sportarten und schließlich jeder Job, bei dem attraktives Aussehen und Fitness zu den Einstellungsbedingungen gehören, zum Beispiel in Führungspositionen. Wenn der Druck groß genug wird und wiederholte Abmagerungskuren und Diäten nicht den gewünschten Erfolg gebracht haben, werden zusätzliche Methoden zur Gewichtsregulierung eingesetzt, wie Nulldiät, Abführmittel, entwässernde Medikamente, willentliches Erbrechen nach einer Diätsünde oder auch exzessive sportliche Aktivitäten. Dies alles zusammen rechnen wir zu einem gestörten Verhalten.

Viele Menschen leben so, ohne dass sie dadurch ernsthaft Schaden nehmen. Trotzdem finden wir dieses Verhalten nicht gut. Wenigstens zwei Gründe möchten wir anführen: Der erste Grund ist, dass ein gestörtes Essverhalten allmählich in eine manifeste Essstörung übergehen kann, der zweite Grund sind die Kinder. Es gibt nämlich keinen Zweifel, dass das Essverhalten der Eltern, meistens vor allem das der Mütter, die Essgewohnheiten der Kinder wesentlich beeinflusst. Wenn jemand eine Abmagerungskur nach der anderen macht oder nach dem Essen erbricht oder sonst etwas Ungesundes für seine schlanke Linie tut, dann ist das seine Sache, solange er ohne Kinder lebt, als Vorbildfunktion ist dieses Verhalten aber bestimmt untauglich.

Auch die Gruppe der Gleichaltrigen (Peergroup) ist nicht ohne Einfluss auf das Figurbewusstsein jedes einzelnen Kindes oder Jugendlichen. Da spielt zum Beispiel eine Rolle, was die »Coolen« in den Schulpausen essen. Das mütterliche Pausenbrot ist längst »out«, also von eher negativem Wert für das

Ansehen. Was es an einem Kiosk in erreichbarer Nähe gibt, beim Chinesen oder Türken oder in einer Bäckerei, ist »in«.

Gedanken und Aussagen von Patientinnen mit einer Essstörung

Essen – essen – essen, essen – schmecken, essen – schlucken, essen – essen – essen – essen – schmecken, essen – schlucken ...

Mein absoluter Kindheitstraum: eine Milchschnitte, 100 m lang, immer wieder beißen, kauen, schlucken, beißen, kauen, schlucken, beißen, kauen, ...

Voll bin ich, fett bin ich, gleichgültig bin ich. Meine Mutter macht eine Diät nach der anderen, um abzunehmen, während sie die anderen Familienmitglieder mästet.

Mein Vater ist übergewichtig, ist es immer gewesen. Bei ihm ist Essen der absolut wichtigste Lebensinhalt.

Bei meiner Großmutter folgt eine Mahlzeit nach der anderen. Sie will uns etwas Gutes tun, wie sie immer sagt. Offenbar kennt sie keinen anderen Ausdruck von Zuneigung, als uns vollzustopfen.

In meiner Familie wurde schon immer gerne und viel gegessen. Meine Eltern sind beide übergewichtig. Sie essen in jeder Lust- und Frustsituation.

Mein Vater hat uns vermittelt, dass er dicke Frauen widerlich findet. Ich habe ihm immer gefallen wollen und darum war es für mich selbstverständlich, dass ich kein Gramm Fett ansetzte.

Mein Vater ist gertenschlank und legt viel Wert auf seine Figur und die Figur seiner Frauen.

Die Liste der Dinge, die sich meine Eltern für mich zur Abwendung meines Übergewichtes einfallen ließen, würde Seiten füllen.

Seit ich denken kann, sind Figur und Dünnsein in unserer Familie ein zentrales Thema.

Mein Vater teilt die Menschheit in »dick« und »dünn« ein. Dicke Menschen sind verachtenswürdig, dünne begehrenswert und attraktiv.

Feiertage und Feste sind in unserer Familie ein willkommener Anlass, alles in sich reinzustopfen, so als stünde eine Hungersnot bevor. Danach ist die Verzweiflung groß und die neueste Diät steht auf dem Plan.

Ich aß nie regelmäßig, dafür aber unregelmäßig und fast nur süßes Zeug.

Ich wechselte ständig zwischen Hunger- und Fressphasen.

Meine Eltern behaupten, dass ich als Kleinkind immer noch ein zweites Glas Babynahrung wollte – wenn ich es nicht bekam, brüllte ich angeblich, bis ich rot und blau anlief.

Meine Mutter startete fast täglich eine neue Diät und versuchte mich eigentlich von früher Kindheit an anzuspornen, mitzumachen.

Vor jeder Diät schwöre ich mir, ich werde mein Leben verändern.

Solange ich denken kann, war ich fett. Ich konnte meine Klassenkameraden so weit beeinflussen, dass ich sogar mit ihnen über die andere Fette in der Klasse lästerte. Sie trug immer hautenge Jogginganzüge und achtete nicht auf ihr Äußeres. Mir war früh bewusst, Fette müssen mehr bieten als Dünne, um anerkannt zu sein. Ich versuchte immer, mit Musik, Witz, Zuwendung oder verrücktem Künstlerimage die Aufmerksamkeit auf mich zu lenken.

Solange ich denken kann, hat meine Mutter massenhaft Abführmittel eingenommen. Heute hat sie total kaputte Nieren und muss dreimal die Woche für fünf Stunden an die Dialyse.

Schon als Kind wurde ich aufgezogen, weil ich dicker war als andere Kinder. Schon damals investierte ich mein ganzes Taschengeld in Süßigkeiten.

Ab einem bestimmten Zeitpunkt war mein Leben nur noch beherrscht von dem Gedanken, abnehmen zu müssen. Ich war hin und her gerissen zwischen meinem Aussehen und der Gier nach Süßigkeiten. Beim Essen kann ich mich betäuben und ablenken, vergessen, mich bestrafen, mir etwas gönnen.

In meiner Klasse waren nur die »in«, die zu den Dünnen zählten. Alle anderen wurden total ausgestoßen.

Ich muss mich wiederfinden in dem Wust von Nahrungsmitteln, dem Schlankheitswahn, der Selbstverachtung und dem Selbstbetrug.

II. Essstörungen sind Krankheiten

Formen und Diagnosen der Essstörungen

»Gestörtes Essverhalten« ist ebenso schwer zu definieren wie »normales Essen«. Jedenfalls ist gestörtes Essverhalten für sich genommen keine Krankheit.

Essstörungen hingegen sind im medizinischen Sinn schwerwiegende Krankheiten. Es gibt im Wesentlichen drei Formen:

- die Magersucht (Anorexia nervosa, AN),
- die Ess-Brech-Sucht (Bulimia nervosa oder Bulimie, BN),
- und die Esssucht (Binge-Eating-Disorder, BED).

Kennzeichnende Symptome dieser Krankheiten sind in diagnostischen Leitlinien und Klassifikationsverzeichnissen festgelegt. In der Bundesrepublik ist die Codierung von Krankheiten nach ICD (International Classification of Diseases) vorgeschrieben, gültig ist noch die 10. Version, die 11. Revision wird demnächst erwartet. Speziell für psychiatrische Erkrankungen wird hauptsächlich an Universitäten und Forschungseinrichtungen eine Codierung der American Psychiatric Association verwendet, nämlich DSM (Diagnostic and Statistical Manual of Mental Diseases). Gültig ist seit 2013 DSM-5.

In diesem Buch geben wir die offiziellen Diagnosekriterien der einzelnen Essstörungen in etwas vereinfachter Form wieder.

1. Magersucht (Anorexia nervosa, AN)

Symptome nach ICD-10:

a. Zu niedriges Körpergewicht, BMI 17,5 oder weniger.
b. Der Gewichtsverlust wurde selbst herbeigeführt.
c. Große Angst, dick zu werden.
d. Verzerrte Wahrnehmung von Gewicht und Figur und übertriebener Einfluss des Gewichts auf das Selbstwertgefühl.
e. Ausbleiben der Monatsblutung (Amenorrhö). Bei Krankheitsbeginn vor der Pubertät kommt der Zyklus nicht in Gang.

Im DSM-5 gibt es zwei wichtige Änderungen: Es heißt nicht mehr: »Der Gewichtsverlust wurde selbst herbeigeführt«, sondern es besteht eine »in Relation zum Bedarf eingeschränkte Energiezufuhr«. Diese Formulierung wünschen wir uns auch für ICD-11. Außerdem wurde das Merkmal »Amenorrhö« gestrichen.

Bei der Magersucht können zwei Formen unterschieden werden:

- eine restriktive (asketische, passive) Form; das bedeutet, die Verminderung des Gewichtes erfolgt durch Hungern und übermäßige Bewegung
- eine bulimische (Binge-purging- oder aktive) Form; das heißt die Gewichtsreduktion wird durch aktive Maßnahmen herbeigeführt wie Erbrechen, Missbrauch von abführenden oder entwässernden Medikamenten etc.

2. Ess-Brech-Sucht (Bulimia nervosa oder Bulimie, BN)

Bulimie heißt so viel wie Stierhunger und bedeutet das Verschlingen großer Nahrungsmengen, das in der Regel nicht durch ein Hungergefühl ausgelöst wird. Im Zusammenhang mit Magersucht ist bulimisches Verhalten seit Langem bekannt. Die wissenschaftliche Diskussion, ob die Bulimie als eigenständige Krankheit von der Magersucht abgegrenzt werden soll, wurde dadurch entschieden, dass die Bulimie als eigene Essstörung ab 1980 in die Diagnoseverzeichnisse aufgenommen wurde.

Die wichtigsten Diagnosekriterien der Bulimie sind, vereinfacht, folgende Symptome:

a. Heißhungeranfälle, bei denen große Mengen Nahrung verschlungen werden.
b. Kompensatorische Maßnahmen zur Vermeidung einer Gewichtszunahme.
c. Ausgeprägte Abhängigkeit des Selbstwertgefühls von Körpergewicht und Figur.
d. Die Störung tritt nicht ausschließlich bei einer Episode von Magersucht auf.

Nicht immer werden große Mengen an Nahrung zu sich genommen. Entscheidend ist der momentane Verlust der Kontrolle über Art und Menge eigentlich verbotener Nahrungsmittel, zum Beispiel Schokolade oder Ähnliches.

Als kompensatorisch werden alle Maßnahmen bezeichnet, die bewusst eingesetzt werden können, um eine Gewichtszunahme zu vermeiden. Sehr häufig ist freiwilliges Erbrechen, das manche perfekt beherrschen. Menschen, die Schwierigkeiten haben, zu erbrechen, benutzen Abführmittel, entwässernde Medikamente oder andere Stoffe, die gewichtsreduzierend wirken (zum Beispiel Schilddrüsenhormone). Einige Patientinnen oder Patienten verordnen sich nach einem Essanfall für mehrere Tage eine Nulldiät oder bewegen sich übermäßig. Schwierig zu beurteilen sind körperliche Bewegungsprogramme. Die Grenze zwischen üblichem sportlichem Training und krankhaft gesteigertem Bewegungsdrang ist oft nicht klar zu ziehen.

3. Esssucht (Binge-Eating-Disorder, BED)

Nach ICD-10 ist diese Form einer Essstörung keine eigenständige Krankheit, sondern eine besondere Form der Bulimie. Im DSM-5 wird sie als eigene Essstörung beschrieben.

Im Unterschied zur Bulimie unternehmen die Betroffenen keine kompensatorischen Maßnahmen zur Gewichtsregulierung, sodass es allmählich zu einer Gewichtszunahme kommt. Die Essanfälle sind mit einer erheblichen psychischen Belastung verbunden wie Ekel vor sich selbst, Niedergeschlagenheit und quälenden Schuldgefühlen nach einem Essanfall. Nicht das Übergewicht ist für die Diagnose entscheidend, sondern die mit dem gestörten Essverhalten einhergehenden psychischen Störungen.

Essstörung als Querschnittsdiagnose

Als Querschnittsdiagnose verstehen wir die Feststellung einer bestimmten Essstörungsform zu einem bestimmten Zeitpunkt. Nicht selten kommt es im Krankheitsverlauf zu einem Übergang von einer Essstörungsform in eine andere. Etwa die Hälfte der ursprünglich restriktiv Magersüchtigen kann im Verlauf der Krankheit die strikte Nahrungseinschränkung nicht durchhalten. Es kommt zunächst sporadisch, schließlich immer häufiger und dann regelmäßig zu Heißhungeranfällen, etwa, wenn eine Magersüchtige dem Druck in der Familie, zu essen, nicht länger standhalten kann. Es entwickelt sich dann ein bulimisches Verhalten und aus einer Anorexia nervosa vom asketischen Typ wird eine Anorexia nervosa vom Binge-purging-Typ. Kommt es unter diesem Verhalten zu einer Gewichtszunahme und steigt der BMI über den Wert von 17,5, so muss die Essstörung bei der gleichen Patientin als Bulimia nervosa bezeichnet werden. Umgekehrt kann eine Kranke mit Übergewicht eines Tages kompensatorische Maßnahmen zur Gewichtsverminderung einsetzen, also bulimisches Verhalten praktizieren, sodass schließlich die Diagnose einer Bulimia nervosa gestellt werden muss. Bei erfolgreicher Gewichtsreduktion und unverändertem Krankheitsverhalten tritt schließlich eine Magersucht vom Binge-purging-Typ auf. Somit kann es beim gleichen kranken Menschen durch eine Verschiebung von Symptomen im Zeitverlauf zu verschiedenen Diagnosen einer Essstörung kommen.

Begleitkrankheiten (Komorbidität)

Patientinnen und Patienten mit einer Essstörung leiden nicht selten unter zusätzlichen psychiatrischen Störungen oder Erkrankungen. Bis zu drei Viertel der Kranken mit Magersucht und Bulimie erfüllen die Kriterien einer Depression. Zwangssymptome treten gehäuft bei Magersüchtigen auf. Von Angststörungen sind häufiger bulimisch Kranke betroffen. Ein Missbrauch von Alkohol und anderen Stoffen findet sich häufiger bei bulimischen Patientinnen und Patienten im Vergleich zu Magersüchtigen. Bei einigen Patientinnen und Patienten verschwinden komorbide psychiatrische Störungen im Verlauf der Behandlung der Essstörung. Andererseits können sich durch Zurücktreten der Symptome der Essstörung begleitende psychische Störungen schließlich als eigenständige Krankheiten manifestieren, welche unter Umständen dann einer eigenen Therapie bedürfen.

Komorbide Persönlichkeitsstörungen, vor allem die Borderline-Persönlichkeitsstörung, kommen gelegentlich bei Bulimie vor.

Orthorexie (Orthorexia nervosa)

Orthorexie ist keine Diagnose im medizinischen Sinn. Der Begriff wurde von dem amerikanischen Arzt Steven Bratman 1997 geprägt und beschreibt die krankhafte Fixierung auf gesunde Nahrung und die strikte Vermeidung von ungesundem Essen. Die von dieser Störung betroffenen Menschen definieren gesunde Nahrung immer rigider, sodass schließlich kaum »erlaubte« Lebensmittel übrigbleiben, daraus resultieren Mangelernährung und Untergewicht, und sie leben schließlich isoliert und einsam. Wissenschaftliche Untersuchungen sind notwendig, damit die Krankheit anerkannt wird und Aussagen unter anderem zur Prävalenz gemacht werden können.

Übergewicht und Fettleibigkeit

Übergewicht und Adipositas (Fettleibigkeit) sind im Vergleich zu den besprochenen Essstörungen sehr häufig. Wie in der Einführung dargestellt, sind Übergewicht und Fettleibigkeit weltweit die am meisten verbreiteten Formen gestörten Essverhaltens. Wohl wegen der komplexen Ursachen ist aber Adipositas bis heute in den Krankheitsverzeichnissen nicht als eigene Diagnose aufgeführt.

Bei Erwachsenen ist Adipositas ab einem BMI von 30 kg/m^2 definiert, bei Kindern und Jugendlichen bei BMI-Werten oberhalb der 90. Perzentile.

Die Sicht von Patientinnen zu Essen als »Droge«

Essen bedeutet mir alles. Essen ist mein Leben, mein Halt, meine Struktur, Ersatz für Beziehungen, Freunde, Entspannung, Tröster, einfach alles.

Ich komme mir vor wie eine Süchtige. Essen, essen und noch einmal essen. Immer dann, wenn ich mich einsam fühle, wenn ich gekränkt wurde, irgendeine Spannung in mir, warum auch im-

mer, empfinde. Dass ich sogar stehle, um an Nahrung heranzukommen, hätte ich niemals für möglich gehalten. Ich kann mir nichts Besseres vorstellen, als zu stehlen und zu fressen, um mich an meinem wohlanständigen, perfekten, immer korrekten Vater zu rächen.

Längst ist Fressen zu meinem absoluten Lebensinhalt geworden. Längst kann ich mir ein Leben ohne das gar nicht mehr vorstellen. Ich lebe ein Doppelleben: Das eine heißt Perfektion, Korrektheit, das andere Gier, Verwahrlosung, Lust, Überfluss.

Ich hungere nach Liebe, Verstehen, Freude und Lust, und ich verschlinge Nahrung ohne Ende, seit vielen Jahren immer wieder und immer wieder. Ich zerstöre mich durch Erbrechen und Abführmittelmissbrauch, aber ich fresse weiter. Ich kann nicht mehr aufhören. Ich fresse bis zum Platzen. Ich will endlich satt werden. Ich will mich endlich geborgen und geliebt fühlen. Die Nahrung, die ich bei meinen Fressanfällen bevorzuge, ist warm, süß, weich, aber mir ist danach nicht wohlig warm und angenehm. Ich hasse und verachte mich. Ich finde mich widerlich und mache mich erneut auf den Weg, Nahrung zu finden.

Oft habe ich gefressen aus Langeweile und innerer Leere. Ich wusste nichts mit mir anzufangen, oft aus körperlicher und seelischer Erschöpfung. Das Essen hat mich ruhiggestellt, entspannt und für den Augenblick alles um mich herum vergessen lassen. Oft habe ich aus Einsamkeit und Traurigkeit gefressen. Das Essen war sofort verfügbar, nur für mich da, hat mich getröstet, mir Wärme und Geborgenheit gegeben. Oft habe ich gefressen, um Gefühle wie Wut und Enttäuschung zu unterdrücken, weil ich dachte, sie nicht aushalten zu können, und nicht wusste, wie ich damit umgehen sollte. Das Essen hat alle Gefühle unterdrückt. Ich konnte alles mit mir selbst und dem Essen ausmachen. Essen hat mir Menschen und alles andere ersetzt.

Ich konnte an nichts anderes mehr denken als an Essen. Wenn ich dann einkaufen ging, war mein Gedanke: Was ist das befriedigendste, erfüllendste, schönste, beste Nahrungsmittel? Welches tröstet, beschützt, behütet mich, gibt mir all das, wonach ich hungere? Ich habe danach geschrien, es gesucht, es verschlungen, es wieder ausgekotzt, und niemals habe ich es gefunden, dieses Nahrungsmittel, das mir alles geben sollte, was ich so lange Zeit entbehren musste.

Essen war mein Tröster in jeder Lebenssituation, von der ich glaubte, sie nicht aushalten zu können. Irgendwann kam ich mir vor wie eine Süchtige, die nach der Droge schreit und Entzugserscheinungen bekommt, wenn sie nicht in ausreichendem Maße vorhanden ist.

Ich bin ständig auf der Suche nach etwas, das mich tröstet, was mich ausfüllt, mir Befriedigung, Zufriedenheit und Glück beschert. Lange glaubte ich, es im Essen zu finden.

Um an Nahrung heranzukommen, ist mir alles recht – und wenn ich stehle. Schuldgefühle kenne ich dabei nicht. So nach dem Motto: Ich habe sowieso nicht das erreicht, was ich wollte, dann ist eben alles egal.

Ich habe mich, solange ich denken kann, nach Zuwendung gesehnt, aber an der Seite meines Bruders kam ich mir wie ein Mensch zweiter Klasse vor. Er allein war das Ein und Alles meiner Mutter, und auch für meinen Vater war er selbstverständlich wichtiger als ich. Mein Hunger wurde zum Heißhunger, und meine Gier nach Warmem und Weichem und schließlich nur noch Süßem wuchs ins Unermessliche.

Schließlich waren meine Fressorgien wichtiger für mich als alles andere. Oft freute ich mich schon den ganzen Tag darauf und malte mir aus, was ich wann, wie, in welcher Reihenfolge und

Zubereitungsart zu mir nehmen wollte. Nichts und niemand konnte mich dabei stören, nur der Fernseher lief, und je oberflächlicher und seichter die Sendung, umso genussreicher war es für mich.

Die Fressorgien waren in meinem ansonsten so anständigen und perfektionistischen Leben etwas Verschwenderisches, Lustvolles, Triebhaftes, Verbotenes, und das fand ich lange Zeit supergeil, vor allem, wenn ich dabei an meine erzkonservativen Eltern und Großeltern dachte.

In wilder Gier stopfte ich alles in mich hinein, Tag für Tag, immer und immer wieder. Ich konnte und wollte die Hoffnung nicht aufgeben, doch eines Tages wohlig, befriedigt, satt und zufrieden zu sein. Aber dieser Tag kam nicht. Stattdessen wurde ich immer einsamer, lebte mein Doppelleben und hasste mich bis zum Gehtnichtmehr. Es fiel mir unsagbar schwer, endlich einzusehen, dass Essen mich nicht befriedigen kann, dass Essen keine Probleme löst und schon gar nicht Beziehungen ersetzt. Nachdem ich zusätzlich zu meinen Heißhungerattacken anfing, Alkohol im Übermaß zu trinken, war mir klar, dass ich entweder draufgehen würde, ohne je gelebt zu haben, oder endlich mit all meiner Kraft versuchen musste, ein Leben ohne Sucht zu wagen.

Ich fühlte eine große Leere in mir und um mich herum und hatte riesige Angst davor, in lauter Leere zu versinken. Diese Leere mit Essen zu füllen, um es dann wieder auszukotzen, schien mir anfänglich eine geniale Idee. Ich war mit Einkaufen und Zubereiten der Mahlzeiten beschäftigt, ich konnte so viel essen, wie ich wollte, in immer wieder neuen Variationen, ohne dick zu werden. Ich lebte mein Doppelleben voller Lust, und es gelang mir, dies über Jahre vor meiner Umwelt zu verbergen.

Schon als Kind waren Süßigkeiten, vor allem Schokolade, für mich Trost in jeder Lebenssituation, ob es mir langweilig war, ich frustriert an meinen Schularbeiten saß, nach Kränkungen und Verletzungen, wenn meine Eltern sich wieder einmal stritten, mein Vater auf meinen Gefühlen herumtrampelte, meine Mutter mich ignorierte, alles fühlte sich nur halb so schlimm an, wenn ich einige Tafeln Schokolade in meinem Besitz wusste. Als ich dann in meiner Pubertät rasend schnell zunahm, verbot ich mir radikal alles Süße und wurde schließlich magersüchtig. Als ich dann das Erbrechen für mich entdeckte und mir dieses auf Anhieb gelang, war ich überglücklich. Es war mir, als hätte ich einen verloren gegangenen Schatz wiedergefunden. Wie schon als Kind glaubte ich, mithilfe von Süßigkeiten jede Lebenssituation meistern zu können. Ich fühlte mich stark und immun gegen Verletzungen. Niemand und nichts konnte mir etwas anhaben, bis ich eines Tages begriff, dass Essen für mich zu Droge geworden war.

Aus unserer Sicht unterstreichen diese Aussagen zusammen mit den medizinischen Komplikationen von Übergewicht auch bei Kindern und Jugendlichen das Anliegen, eine Ernährungskompetenz als Schulfach einzuführen.

Verbreitung der Essstörungen (Epidemiologie)

Essstörungen sind Krankheiten, die fast immer im Jugendalter beginnen und sich in das Erwachsenenalter fortsetzen. Damit fällt der natürliche Krankheitsverlauf, bedingt durch die Zäsur des 18. Lebensjahres, in unterschiedliche ärztliche Kompetenzbereiche. Ein intensiver Erfahrungs- und Informationsaustausch zwischen Kinder- und Jugendpsychiatern und Erwachsenentherapeuten ist wünschenswert.

An Magersucht leiden überwiegend Mädchen und junge Frauen im Alter von 12 bis 25 Jahren. Die Krankheit manifestiert sich am häufigsten um das 14. Lebensjahr, kann aber schon vor Beginn der Pubertät einsetzen. Magersucht kommt auch im mittleren Lebensalter vor und es gibt einzelne Berichte über Erkrankungen im höheren Lebensalter. Die Prävalenz der Magersucht wird in der hauptsächlich betroffenen Altersgruppe mit ungefähr einem Prozent angegeben. Männer erkranken seltener, etwa im Verhältnis 1:10.

Bei Bulimia nervosa liegt der Krankheitsbeginn um 2 bis 3 Jahre höher im Vergleich zur Anorexie. Auch von dieser Essstörung sind hauptsächlich Mädchen und junge Frauen betroffen. Die Prävalenz der Bulimie wird in der Literatur mit etwa 3 Prozent angegeben.

In einigen Berufen (zum Beispiel bei Models, Tänzerinnen und Tänzern) ist der Anteil Essgestörter, hauptsächlich Magersüchtiger, deutlich höher als in der gleichaltrigen Normalbevölkerung. Regelmäßige (professionelle) Tätigkeiten mit vorgegebenen Gewichtsgrenzen gelten als Risiko für die Entwicklung einer Essstörung.

Für die Binge-Eating-Störung gibt es noch nicht genügend Studien, um aussagekräftige Angaben machen zu können.

Medizinische Komplikationen

Medizinische Begleiterscheinungen und Komplikationen sind wichtige Bestandteile der Essstörungen und nahezu unvermeidlich, je länger die Grunderkrankung besteht. Sie können nahezu alle Organsysteme betreffen, wenn auch in variabler Häufigkeit und sehr unterschiedlicher Bedeutung, was die Gefährdung der Patientinnen und Patienten betrifft. Das Spektrum reicht von eher kosmetischen Problemen, wie zum Beispiel Verätzungen am Fingerrücken durch das Auslösen des Würgereflexes, bis hin zu akuten lebensbedrohlichen Komplikationen, zum Beispiel durch Herzrhythmusstörungen.

Ursachen von medizinischen Komplikationen

Art und Schweregrad von medizinischen Komplikationen hängen davon ab, ob eine Patientin oder ein Patient an einer restriktiven (asketischen) Form einer Anorexie leidet, an einer bulimischen Anorexie oder an einer Bulimia nervosa und welche Art von kompensatorischen Maßnahmen zur Gewichtsregulation eingesetzt werden. Auch die Dauer der Krankheit spielt eine Rolle. Die wichtigsten Ursachen, die zum Auftreten von Komplikationen führen, sind folgende:

1. Mangel- und Unterernährung
   Reduzierung der Nahrungsmenge, qualitative Einschränkung, einseitige Ernährung, dadurch entstehender Mangel an wichtigen Nährstoffen, Mineralsalzen oder Spurenelementen.
2. Häufiges Erbrechen
   Schäden durch die Säure des Mageninhaltes (z.B. Karies), Flüssigkeitsverlust (z.B. bei mehrmals täglichem Erbrechen), wenn er nicht ausreichend bilanziert wird.
3. Missbrauch von Medikamenten bzw. Nahrungsergänzungsmitteln
   Alle Medikamente bzw. Stoffe, die zu einer Gewichtsreduktion verwendet werden, z.B. Abführmittel (Laxanzien), entwässernde Medikamente (Diuretika), Schilddrüsenhormone, Süßstoff.
4. Übermäßige Nahrungs- und Trinkmengen
   Dehnung des Magens durch Zufuhr ungewöhnlicher Mengen, bei Wassertrinken zusätzlich Gefahr einer Wasserintoxikation.
5. Übermäßige körperliche Bewegung (motorische Hyperaktivität)
   Exzessive Bewegungen können zu gefährlichen Herzrhythmusstörungen führen, eine Hypoglykämie provo-

zieren und die Entwicklung einer Osteoporose begünstigen.

Beispiele medizinischer Komplikationen

Einige Komplikationen treten regelhaft auf, andere sind als sehr seltene, aber schwerwiegende Ereignisse in der Literatur beschrieben. Im Folgenden sind einige wichtige Begleiterscheinungen und Komplikationen der Essstörungen, nach Organ- bzw. Funktionssystemen geordnet, aufgelistet.

1. Herz-Kreislauf-System

Herz-Kreislauf-Störungen finden sich hauptsächlich bei Anorexia nervosa, häufig in Form einer arteriellen Hypotension und Bradykardie. Die Verlangsamung der Herzfrequenz kann Werte unterhalb 30 Schlägen pro Minute erreichen. Die tiefsten Werte können bei einer Registrierung während der Nacht festgestellt werden. Bei stark untergewichtigen Patientinnen und Patienten ist deshalb eine Überwachung (auch nachts) zu empfehlen.

Ein Mitralklappenprolaps wird bei Magersüchtigen häufiger gefunden als bei gesunden Probanden, etwa in einem Drittel der Fälle. In der Literatur wird dieser Befund meist als gering ausgeprägt beschrieben, doch kann es – nach eigener Erfahrung – vereinzelt auch zu zerebralen Embolien kommen. Ein Herzbeutelerguss, meist mäßigen Grades, ist echokardiografisch bei jugendlichen Patientinnen und Patienten nicht so selten festzustellen.

Ein EKG und eine Echokardiografie sind bei stärker untergewichtigen Magersüchtigen zu empfehlen, jedenfalls ab einem BMI etwa <16!

2. Magen-Darm-System

Magenschmerzen und Verdauungsprobleme sind bei allen Formen der Essstörungen häufig und treten nahezu ausnahmslos auch am Anfang einer Ernährungstherapie auf. Völlegefühl und Blähungen sind häufige Klagen von Magersüchtigen, auch schon nach geringer Nahrungsaufnahme. Verstopfungen (Obstipationen) sind häufig bei restriktiver Anorexie. Die Magenentleerung ist bei Anorexia nervosa verzögert, die Darmmotilität verringert. Ein Abführmittelmissbrauch (Laxanzienabusus) kann ebenfalls zur Obstipation führen. Durchfall (Diarrhoe) kann ebenfalls ein Hinweis auf einen Laxanzienmissbrauch sein. Eine wichtige Differenzialdiagnose sind chronisch entzündliche Darmerkrankungen (z. B. ein Morbus Crohn).

Eine allmähliche Magenerweiterung kann sich durch das Verschlingen großer Nahrungs- oder Flüssigkeitsmengen entwickeln. Hungern kann zu einer Erschlaffung (Atonie) des Magens und Atrophie der Wandmuskulatur führen. Wenn dann relativ große Nahrungsmengen oder viel Flüssigkeit im Rahmen einer »Fressattacke« oder auch bei therapeutischer Realimentation zugeführt werden, besteht die Gefahr einer akuten Magenerweiterung und Perforation.

Eine Reizung der Speiseröhre (Ösophagus) mit den Symptomen eines Refluxes (Refluxoesophagitis) ist eine nicht seltene Komplikation von häufigem Erbrechen. Vereinzelt wurde auch ein Riss (Ruptur) der Speiseröhre beschrieben. Ausgeprägte Refluxsymptome können bei bulimischem Verhalten vor allem in der Anfangszeit einer Ernährungstherapie auftreten und müssen dann medikamentös behandelt werden.

3. Niere

Die Gefahr einer Nierenschädigung besteht in erster Linie bei einem Kaliummangel. Die hypokalämische Nephropathie ist bei Essstörungen als Folge von Erbrechen und Medikamentenmissbrauch (Diuretika, Laxanzien) gut bekannt. Gelegentlich besteht als verstärkender Faktor eine Reduktion der täglich zugeführten Flüssigkeitsmenge. Vereinzelt wurde über schwerwiegende Verläufe mit dialysepflichtiger Nierenschädigung bei Patienten mit chronischer Essstörung berichtet.

4. Nervensystem

Eine mäßige Erweiterung innerer und äußerer Flüssigkeitsräume (Liquorräume) des Gehirns ist ein bei Anorexia nervosa, aber auch Bulimia nervosa, seit Langem bekannter Befund. Die Liquorraumerweiterung korrespondiert mit einer Verminderung weißer Substanz. Eine Beteiligung der grauen Substanz ist nicht gesichert. Die Rückbildung dieser Veränderungen nach Gewichtsrestitution hat zu dem Begriff der Pseudoatrophie geführt. Die Frage, ob diese Rückbildung wirklich vollständig ist oder ob diskrete strukturelle Veränderungen bleiben, wird noch diskutiert.

Periphere Störungen: Zeichen einer Polyneuropathie finden sich am ehesten im Zusammenhang mit einem Realimentationssyndrom.

5. Haut

Eine trockene Haut haben zwei Drittel der Magersüchtigen. Häufig sind auch eine sogenannte Lanugo-Behaarung, Akrozyanose und kalte Akren zu beobachten.

Haarausfall sowie brüchige Haare und Nägel kommen bei Anorexia nervosa vor.

Verätzungen an den Fingerrücken mit Schwielenbildung finden sich bei Patienten mit bulimischem Verhalten, hervorgerufen durch manuelles Auslösen des Würgereflexes.

6. Muskulatur

Zu einer zunehmenden Schwäche (und Atrophie) der Skelettmuskulatur kommt es bei Magersüchtigen mit abfallendem BMI. Dies macht sich zum Beispiel durch Schwierigkeiten beim Treppensteigen, Erheben aus der Badewanne etc. bemerkbar.

7. Störungen im Mund-Gesichts-Bereich

Eine Karies, hervorgerufen durch die Säure des Mageninhalts, ist eine häufige Komplikation bei Anorexia nervosa, Purging-Typ, und der Bulimie. Eine Entzündung im Mundbereich ist durch die gleiche Ursache bedingt. Häufig ist eine Schwellung der Ohrspeicheldrüsen bei bulimischem Verhalten. Auch im Zusammenhang mit einer Anorexie und Erbrechen kann durch den Schwund von Gesichtsmuskulatur die Ohrspeicheldrüse (Parotis) deutlich hervortreten.

8. Skelettsystem

Osteoporose (Verminderung der Knochendichte) ist eine häufige Komplikation im Zusammenhang mit Essstörungen, besonders der Anorexia nervosa. Mädchen und junge Frauen mit einer Anorexie haben deshalb ein erhöhtes Risiko, Knochenbrüche zu erleiden.

Bei Beginn einer Anorexie vor der Pubertät besteht die Gefahr einer Wachstumsstörung bis hin zum vorzeitigen Wachstumsstillstand. Die Bestimmung des Knochenalters ist bei Patientinnen und Patienten im entsprechenden Altersbereich zu erwägen.

9. Endokrine Störungen

In der Klassifikation nach ICD-10 sind die wichtigsten endokrinen Störungen bei Anorexia nervosa aufgelistet, nicht hingegen im DSM-IV. Im DSM-5 ist auch das bisherige diagnostische Kriterium der Amenorrhö (Ausbleiben der Menstruation) nicht mehr vorhanden.

Oft besteht bei einer Magersucht ein Mangel an Sexualhormonen.

Die Werte der Schilddrüsenhormone sind meistens wie folgt: TSH normal, T3 leicht erniedrigt, T4 normal oder leicht erniedrigt. Die Verminderung des T3-Spiegels ist Ausdruck einer Anpassung an die Reduzierung der Energiezufuhr. Eine Medikation von Schilddrüsenhormon ist daher nicht sinnvoll.

Realimentations-(Refeeding-)Syndrom

Das refeeding syndrome, Realimentations- oder Hypophosphatämie-Syndrom tritt auf, wenn bei stark unterernährten, kachektischen Patienten anfangs zu viel Energie, vor allem in Form von Kohlehydraten, zugeführt wird. Die Ursache dieses Syndroms ist komplex und in einzelnen Details noch nicht geklärt. Eine wichtige Rolle spielt das anorganische Phosphat. Im Verlauf der Entwicklung einer Unterernährung kommt es unter anderem auch zu einem chronischen Phosphatmangel. Durch ein plötzliches überreichliches Angebot an Kohlehydraten wird im Zusammenhang mit dem Kohlehydratabbau (Glykolyse) der chronische Phosphatmangel in eine akute Hypophosphatämie übergeführt. Mit schwerwiegenden klinischen Störungen ist zu rechnen, wenn der Phosphatspiegel im Serum 1 mg/dl (0,30 mmol/l) unterschreitet. Der Phosphatspiegel im Blut soll nicht nüchtern bestimmt werden.

Das Refeeding-Sydrom kann nach intravenöser, aber auch enteraler oder oraler Nahrungszufuhr auftreten und zu bedrohlichen Störungen verschiedener Organsysteme führen.

Dieses lebensbedrohliche Syndrom kann durch initial behutsame Energiezufuhr unter den Bedingungen einer Herz-Kreislauf-Überwachung vermieden werden (siehe Schema Seite 99 ff.).

Historische Bemerkungen

In den Medien finden die Essstörungen immer wieder viel Beachtung, wenn Prominente betroffen sind oder es zu tragischen Todesfällen kommt. Dann sind Erklärungen zu deren Entstehung schnell bei der Hand. Angeschuldigt werden der Überfluss in der heutigen Zeit und der Schlankheits- und Fitnesswahn, der unsere Gesellschaft beherrscht. Aber Essstörungen haben eine Geschichte. Magersucht ist die am längsten bekannte Essstörung. Schon immer wurde über Menschen, die freiwillig auf Essen verzichtet haben, in der Öffentlichkeit diskutiert und mit Bewunderung, Verehrung aber auch mit Mitleid, Zorn und Ablehnung auf sie reagiert.

Ob die »Fastenheiligen«, wie zum Beispiel die heilige Katharina von Siena im 14. Jahrhundert, als magersüchtig bezeichnet werden können, ist unter Fachleuten umstritten. Eine der ersten eindeutigen Beschreibungen der Magersucht im heutigen Sinn stammt aus dem Jahr 1691 von dem Engländer Richard Morton. Er veröffentlichte die Krankengeschichte eines Mädchens, das im 17. Lebensjahr erkrankte und nach 2-jährigem Krankheitsverlauf starb. In seinem Bericht beschreibt Morton charakteristische Symptome der Magersucht und erwähnt auch die ablehnende Haltung der Kranken gegenüber jeglicher Behandlung.

Im Jahr 1873 erschienen unabhängig voneinander zwei wissenschaftliche Arbeiten über Magersucht, nämlich in Paris von Ernest-Charles Lasègue und in London von Sir William Gull. Die Bezeichnung Anorexia (Appetitlosigkeit) wird Gull zugeschrieben. Auf die Publikation einer Krankengeschichte (mit Bild der Patientin) in der Medizinischen Zeitschrift *The Lancet* 1888 erhielt Gull eine Reihe von Leserzuschriften, aus denen hervorgeht, dass den Londoner Ärzten dieser Zeit die Magersucht bekannt war. In einem Leserbrief wurde Kritik an dem Namen Anorexie geäußert mit der Feststellung, dass Magersüchtige keineswegs appetitlos seien. Die Ärzte der damaligen Zeit wussten, dass hauptsächlich Mädchen und junge Frauen zwischen 15 und 23 Jahren erkranken, selten auch junge Männer. Sie beschrieben das fehlende Krankheitsgefühl trotz fortgeschrittener Abmagerung und eine merkwürdige Ruhelosigkeit. Auch über den Einfluss der Familie auf das Krankheitsgeschehen wurde heftig diskutiert und therapeutisch überwiegend eine vorübergehende Trennung der Kranken von den Angehörigen empfohlen.

In deutschen Fachzeitschriften dieser Zeit ist kaum etwas über Magersucht zu lesen. Allerdings hat der Arzt und Psychiater Heinrich Hoffmann mit der Geschichte vom Suppenkaspar im *Struwwelpeter* 1845 dieser Krankheit ein Denkmal gesetzt. Die kompromisslose Hartnäckigkeit von Patienten mit einer Anorexia nervosa wurde kaum eindrucksvoller beschrieben – mit drei Zeilen, die in drei Versen wiederholt werden:

»Ich esse keine Suppe! Nein!
Ich esse meine Suppe nicht!
Nein, meine Suppe ess' ich nicht!«

Bulimisches Verhalten war bei Magersüchtigen lange bekannt. Als eigene Krankheit, unabhängig von der Magersucht, wurde sie Anfang der 80er-Jahre des 20. Jahrhunderts in die Diagnoseverzeichnisse aufgenommen.

Aus der geschichtlichen Betrachtung der Essstörungen geht hervor, dass sich Ärzte und Therapeuten von jeher schwer getan haben im Umgang mit den davon betroffenen Kranken und dass es trotz unzähliger Versuche keine Behandlungsmethode gibt, die einen Erfolg garantiert

Ursachen der Essstörungen

Die genaue Ursache von Essstörungen ist nicht bekannt. Diskutiert wird heute ein multidimensionales Entstehungsmodell mit biologischen, psychosozialen und soziokulturellen Einflussgrößen. Sie wurden in der Vergangenheit und bis heute unterschiedlich gewichtet, abhängig von den jeweils gerade dominierenden medizinisch-psychiatrischen Strömungen. In aktuellen ätiologischen Diskussionen gewinnen Forschungsergebnisse aus der Neurobiologie und Genetik an Bedeutung. Eine genetische Disposition muss angenommen werden. Individuelle und familiäre Faktoren spielen weiterhin eine wichtige Rolle. Soziokulturelle Einflüsse wie das vorherrschende Schlankheitsideal scheinen ursächlich für die Anorexia nervosa weniger bedeutungsvoll zu sein, wohl aber für das Auftreten der Bulimia nervosa. Diese Essstörung hat an Häufigkeit zugenommen.

Verlauf und Prognose

Essstörungen sind hartnäckige Krankheiten mit Neigung zu Rückfällen und chronischem Verlauf. Die Behandlungen können langwierig sein und müssen nicht selten wiederholt werden.

Verlaufsbeobachtungen über lange Zeit sprechen dafür, dass mehr als die Hälfte stationär behandelter Magersüchtiger ihre Krankheit überwinden. Weitere 20 Prozent sind so weit gebessert, dass sie mit ihrem Leben zurechtkommen. Bei ungefähr 25 bis 30 Prozent der Betroffenen nimmt die Magersucht einen langwierigen, chronischen Verlauf. Die Mortalitätsraten schwanken nach Literaturübersichten sehr stark zwischen 0 und 22 Prozent.

Über Verlauf und Prognose der Bulimie ist wenig bekannt. Die Binge-Eating-Disorder nimmt nach bisherigen Erkenntnissen einen günstigeren Verlauf.

Verlauf und Prognose sind bei Essstörungen methodisch und vor allem individuell schwer einzuschätzen. Die Einflussgrößen sind bei allen drei Formen vielfältig. Aufgrund von entsprechenden Nachuntersuchungen gibt es Hinweise, dass zum Zeitpunkt einer abschließenden Untersuchung zwar Symptome einer Essstörung nicht mehr nachweisbar sind, jedoch andere psychische Störungen und Krankheiten das Leben der Betroffenen beeinträchtigen.

Als günstiger prognostischer Faktor gilt ein früher Behandlungsbeginn. Regelmäßige Nachuntersuchungen nach stationärer oder teilstationärer Behandlung verbessern auch nach eigenen Beobachtungen die Prognose.

Patientinnen mit einer Essstörung in einer ärztlichen Praxis

Der Wunsch Essgestörter nach einer ärztlichen Untersuchung oder Beratung hat unterschiedliche Gründe: Sie kommen auf Drängen von Eltern, Partnern, Lehrern und Freundinnen, denen ihr abnormes (Ess-)Verhalten oder Untergewicht aufgefallen ist. Oder sie haben wegen verschiedener Beschwerden die heimliche Angst, an einer »ernsthaften« Erkrankung zu leiden. Nur ausnahmsweise werden Patientinnen von sich aus ihr Essproblem ansprechen.

Vielmehr klagen junge Menschen mit einer Essstörung über uncharakteristische Beschwerden wie Appetitlosigkeit, Völlegefühl, Verdauungsbeschwerden, Magenkrämpfe und Blähungen oder berichten über die Unverträglichkeit von bestimmten Speisen. Manche berichten über Schlafstörungen,

Kreislaufbeschwerden, Schwindelgefühl, Frieren oder Rückenschmerzen. Die meisten wollen hören, dass sie gesund sind, möchten, dass ihnen Ängste genommen werden, um dann umso mehr ihr gestörtes Essverhalten einschließlich gesteigerten Kalorienverbrauchs weiter fortsetzen zu können. Manche Patientinnen oder Patienten äußern den Wunsch, Abführmittel oder auch Diuretika verschrieben zu bekommen. Einige aber wünschen sich, endlich zu hören, dass sie krank sind und Hilfe brauchen. Die ärztliche Feststellung, organisch sei alles in Ordnung, empfinden sie geradezu als Kränkung und gleichzeitig als eine Herausforderung, ihr Symptomverhalten weiter zu verstärken, um wenigstens ihrem Anspruch entsprechend eine Essstörung mit Krankheitswert hinzubekommen.

Wegen des Ausbleibens der Menstruation (bei Beginn der Magersucht vor der Pubertät) werden Jugendliche von ihren Müttern nicht selten in eine gynäkologische Praxis geschickt. So manche essgestörte Frau sucht ärztlichen Rat, weil sie keine Kinder bekommt. Im gynäkologischen Fachgebiet gibt es also eine gute Gelegenheit, diese Krankheiten zu erkennen.

Gewichtsbestimmung

Das Körpergewicht spielt für die diagnostische Zuordnung einer Essstörung eine entscheidende Rolle. Für die vergleichbare Bewertung des Körpergewichts ist ein international akzeptiertes Begriffs- oder Messsystem notwendig. Das früher verbreitete »Normgewicht«, nämlich Höhe in cm minus 100, ausgedrückt in kg, ist nicht mehr gebräuchlich. Auch das daraus ableitbare »Idealgewicht« (ideal body weight, IBW) ist kaum mehr in Gebrauch. Es liegt bei Frauen 15 Prozent, bei Männern 10 Prozent unter dem Normgewicht.

Heute gilt international der sogenannte Körpermasseindex (Body Mass Index, BMI). Er wird nach folgender Formel berechnet:

BMI = Körpergewicht (kg) : Körpergröße^2 (m)^2
Beispiel: Eine erwachsene Person mit einem Gewicht von 63 kg und einer Größe von 1,72 m hat einen BMI von 21,3 (63 : 1,72 ^{2}).

Nach Empfehlung der WHO gelten folgende BMI-Bereiche:
Untergewicht: BMI < 18,50
Normalbereich: BMI 18,50 bis 25
Übergewicht: BMI > 25,00

Für die Diagnose einer Magersucht (Anorexia nervosa) ist ein BMI von 17,5 und darunter festgelegt.

Für Kinder und Jugendliche ab dem 10. Lebensjahr gibt es BMI-Perzentilenkurven für Mädchen und für Jungen, auf denen der berechnete BMI in Bezug auf Alter und Geschlecht beurteilt werden kann. Die Perzentilenkurven können im Internet abgerufen werden, zum Beispiel auf der Seite https://www.bmi3d.de/kind.html.

Werte unterhalb der 10. Perzentile sollten Anlass sein, die Diagnose einer Anorexia nervosa zu erwägen. Werte unterhalb der 3. Perzentile gelten als bedrohlich.

Therapie

Für die Behandlung von Essstörungen ist Psychotherapie die Methode der Wahl. Das Spektrum der angewandten Verfahren ist breit. Im Vordergrund stehen kognitiv-verhaltenstherapeutische und tiefenpsychologische Methoden. Behandlungen werden als Einzel- oder Gruppentherapie ambulant, teilstationär und stationär durchgeführt.

Das Alter der Betroffenen muss bei therapeutischen Überlegungen berücksichtigt werden. Bei Kindern und Jugendlichen ist die Einbeziehung der Familie notwendig, eine Familientherapie kann hilfreich sein.

Eine Behandlung der Magersucht mit Psychopharmaka ist nicht angezeigt. Bei einzelnen Betroffenen kann aber die Gabe zum Beispiel von sogenannten Serotoninwiederaufnahmehemmern (SSRI-Präparate), etwa zur Angst- oder Spannungsreduktion, vorübergehend hilfreich sein. Auch für die Behandlung der Bulimia nervosa ist nach bisherigen Erkenntnissen ein psychotherapeutischer Ansatz dem pharmakologischen überlegen. Es gibt aber Hinweise auf eine rückfallprophylaktische Wirkung zum Beispiel von Fluoxetin. Wie bei einigen Magersüchtigen können bei einzelnen bulimisch Kranken geeignete Psychopharmaka vorübergehend nützlich sein.

Vor jeglicher Behandlung Essgestörter müssen in Abhängigkeit vom Schweregrad der Störung orientierende oder spezifische medizinisch-diagnostische Maßnahmen durchgeführt werden.

Bei bulimisch Kranken gibt es keine dem BMI entsprechende Messgröße. Wir richten uns bei einer Indikation für eine stationäre Untersuchung und Beobachtung nach der Anzahl der täglichen Essanfälle mit Erbrechen. Außerdem kann eine begleitende Depression Anlass für eine Krankenhausaufnahme sein.

Ein besonderes Problem ist die Prophylaxe bzw. Behandlung einer Osteoporose. Die Verordnung von Sexualhormonen ist in ihrem Wert umstritten. Zu überlegen ist eine Substitution von Vitamin D und Calcium. Die wichtigste therapeutische Maßnahme ist ohne Zweifel die Ernährungs- und Gewichtsnormalisierung.

Unabhängig von der Art der Psychotherapie ist eine Ernährungstherapie unverzichtbarer Bestandteil der Behandlung Essgestörter. Magersüchtige und bulimische Patientinnen und Patienten haben es verlernt, mit Lebensmitteln in üblicher Weise umzugehen. Dem steht schon die im Verlauf der Krankheit praktizierte immer strengere Einteilung in »verbotene« und »erlaubte« Nahrung entgegen. Auch die Auswahl von Lebensmitteln für eine Essattacke geschieht nach krankheitsspezifischen Kriterien. Trotz allen guten Willens und trotz noch so gut vermittelten psychotherapeutischen Einsichten ist es für die meisten Patientinnen mit einer Essstörung anfangs eine schier unüberwindliche Hürde, eine warme Mahlzeit einzunehmen. Das Dilemma zwischen wollen und – nach den Gesetzen der Krankheit – nicht dürfen ist kaum lösbar, wenn sie damit alleingelassen werden. Aufzeichnungen unserer Patientinnen verdeutlichen diesen qualvollen Konflikt.

Deshalb muss eine angstfreie Einnahme einer Mahlzeit in einer »normalen« Menge und in normaler Zeit wieder erlernt und trainiert werden. Eine Gemeinschaft von Betroffenen im Rahmen einer Gruppentherapie ist nach unseren Erfahrungen dafür besonders hilfreich.

III. Essstörungen aus der Sicht von Patientinnen

Im Rahmen unseres kognitiv-verhaltenstherapeutischen Behandlungskonzeptes hat themenzentriertes Schreiben einen festen Platz. Die Patientinnen setzen sich schriftlich mit ihrer eigenen Krankengeschichte auseinander. Sie besinnen sich auf die Anfänge, denken über auslösende Ereignisse nach, erinnern sich an meist abwertende Bemerkungen von Menschen aus ihrem Umfeld, die sich in ihnen festgesetzt haben. Sie listen Verhaltensweisen und Gedanken auf, die sie beherrschen. Sie schildern detailliert einen Tag in der Krankheit, sodass Angehörige oft fassungslos reagieren, wenn sie hören oder lesen, in welchem Ausmaß ihre Tochter, ihre Partnerin oder ihr Geschwister von morgens bis abends von einer Gedankenwelt beherrscht wurde, die ihnen bisher verborgen geblieben ist.

Wir lernen daraus, dass Essstörungen zumindest über lange Zeit einen Sinn, eine Funktion im Leben der Betroffenen erfüllen und längst weit entfernt sind von Schönheitsideal und Schlankheitswahn. Essstörungen werden zum Leistungsbeweis, zu Macht und Stärke, sie sind Sprache inmitten von Sprachlosigkeit, Ausdruck von Eigenständigkeit und Abgrenzung von den Eltern inmitten von Ohnmacht und Ausweglosigkeit. Sie sind Schutz und Trost in Einsamkeit und Isolation.

Anne: Alles war so hoffnungslos und ausweglos. Der einzige Triumph, den ich hatte, war mein Hungern. Es war die Macht, die Gewalt, die Beherrschung über meinen Körper. Es machte mir richtig Spaß, mich zu quälen, meinen Körper zu spüren, das Brennen, die Leere im Inneren, den Hunger. Alle machten sich Sorgen um mich, sogar mein Stiefvater. Das genoss ich sehr. Er versuchte, mich zum Essen zu zwingen, und das war meine tiefe Genugtuung, weil niemand, aber auch niemand mich dazu zwingen konnte, etwas zu essen, was ich nicht wollte. Ich allein bestimmte über meinen Körper, ich machte alle anderen hilflos. Es war das erste Mal in meinem Leben, dass ich stark war, und das genoss ich unendlich.

Tanja: Ich bemerkte, dass meine Eltern fast umkamen vor Sorgen um mich, und das gab mir ein gutes Gefühl. Das Verhältnis zu meinem Vater wurde erstmals etwas besser. Ich bemerkte an seiner Angst und Sorge um mich, dass er mich doch wohl ein bisschen gernhaben musste. Bis dahin hatte ich immer das Gefühl, dass nur mein Bruder allein zählte, nicht aber ich. Aber diese Sorge und diese Angst, die ich erstmals bei meinen Eltern spürte, ihr Interesse an meiner Existenz, brachten mich dazu, immer weiter und immer fanatischer zu hungern. Es war ein so unendlich gutes Gefühl, endlich wahrgenommen zu werden. Ich gönnte mir nichts. Ich ging radikal mit mir um, jeden Tag weniger Kalorien und jeden Tag mehr Kalorienverbrauch durch exzessiven Sport. Ich joggte, ich schwamm eine Bahn nach der anderen, täglich mehr. Auch wenn mir schon schwarz vor Augen war, ich kämpfte weiter. Ich wollte meinen Körper bis an die letzte Grenze bringen.

Sophie: Ich wünschte mir so sehr, dass sich endlich jemand Sorgen um mich machte, dass jemand in meiner Familie begriff, dass es mir nicht gut ging. Mein Fressen und Kotzen waren ein Hilferuf, und so habe ich das alles nicht sehr heimlich gemacht. Über lange Zeit bemerkte es dennoch niemand, dass ich mich nach jedem normalen Essen übergab. Schließlich gab ich mir überhaupt keine Mühe mehr, weil ich mir so sehr wünschte, dass mich jemand auf meine Essstörung ansprach. Zuerst machte meine Mutter mir Vorwürfe, mein Vater reagierte natürlich wie immer überhaupt nicht. Aber dann erklärte mir meine Mutter nach kurzer Zeit, sie wolle sich da raushalten. Einmal sagte sie sogar, du wirst schon wissen, was du tust, aber putz bitte danach das Klo richtig, und drückte mir einen Putzlappen in die Hand. Das hat mich so zutiefst gekränkt, dass ich mir schwor, ihr zu zeigen, wie schlecht es mir ging. Das war der Anfang meines Hungerns, und ich hungerte und hungerte und nahm mir vor, dünner zu werden als das dünnste Model. Manchmal träumte ich davon, irgendwann einmal auf einer Intensivstation zu landen, und wünschte mir, dass dann mein Vater begreifen würde, was seine mich so zutiefst kränkende Ignoranz an meiner Person bewirkt hatte.

Theresa: Ich nahm im Jugendalter, so in der Zeit ab meinem 15. Lebensjahr, einige Kilos zu. Davor hatte ich immer eine knabenhafte, sehr dünne Figur. Meine Eltern machten mich bald darauf aufmerksam, denn auch für sie war eine perfekte, dünne Figur das Ein und Alles. Sie zeigten mir, dass ihnen meine fülligen Oberschenkel missfielen. Ich begann mit Diäten und Sport und nahm ziemlich schnell ab, vor allem, weil ich mir alles verbot, was dick machen konnte, sämtliche Süßigkeiten, alle fettigen Speisen. Ich genoss es, wie alle immer größere Augen bekamen und eines Tages erklärten, jetzt sei es genug, jetzt solle ich aufhören zu hungern, jetzt hätte ich meine Traumfigur erreicht. Aber ich dachte gar nicht daran. Ich wollte es allen beweisen. Ich wollte ihnen zeigen, dass ich etwas kann, was sie alle gern können würden, es aber niemals schafften. Ich konnte ohne Essen leben. Ich reduzierte die Kalorien immer weiter und trieb immer heftiger Sport. Ich fühlte mich mächtig, gleichzeitig spürte ich die wachsende Ohnmacht in der Familie. Sie versuchten, mir mehr Nahrung aufzudrängen, kontrollierten mich in Bezug auf Essen und Sporttreiben, wo ich ging und stand, und trotzdem gelang es mir, sie zu täuschen. Schließlich entzog ich mich ihnen immer *mehr, verbrachte die meiste Zeit, wenn ich überhaupt zu Hause war, in meinem Zimmer, nahm keine Mahlzeiten mehr mit meiner Familie ein und war stolz auf meine Hungerleistung.*

Sabine: Ich denke, ich bin in diese furchtbare Magersucht geraten, weil ich nicht erwachsen werden wollte. Ich wollte schon immer jünger sein, als ich bin. Ich wollte die Kleine, Süße, Hilflose in der Familie bleiben, die man beschützen muss und zu der man nett sein muss, der man niemals wehtun darf. Das gelang mir auch über viele Jahre, bis mein jüngerer Bruder geboren wurde. Plötzlich stand er im Mittelpunkt und ich musste abtreten. Eines Tages begriff ich, dass ich meinen Körper und mein Erwachsenwerden manipulieren konnte, und zwar durch Hungern und Sporttreiben. Meine Brüste, die sich schon entwickelt hatten, entwickelten sich wieder zurück. Meine Periode blieb aus. Vor ihr hatte ich mich ohnehin nur geekelt, weil sie das greifbare Zeichen dafür war, dass ich nun kein kleines Mädchen mehr war. Ich teilte die Nahrungsmittel in erlaubte und verbotene ein. Schließlich war nichts mehr erlaubt, außer Gurken und grünen Äpfeln sowie Mineralwasser. Um meinen Hunger zu bewältigen, aß ich lange Zeit Kaugummi, aber auch das verbot ich mir eines Tages aus Sorge, ich könnte nicht rasant genug abnehmen.

Lena: Als ich in die Pubertät kam, hasste ich am meisten meine Brüste, die sich so langsam entwickelten. Ich hatte Angst vor einer weiblichen Figur und wollte sie unbedingt verstecken. Ich weigerte mich, einen BH zu tragen, und zog meine alten Unterhemden an, die ich so fest in die Unterhose steckte, dass ich flach wie ein Brett war. Kalorienzählen wurde zu meinem Lebensinhalt. Es machte mir wahnsinnigen Spaß und ich war stolz, dass ich so diszipliniert war und alles gut im Griff hatte. Ich dachte mir, dann würde ich so bleiben, wie ich bin, doch das war nicht so. Ich nahm immer mehr ab, nicht so, dass ich es richtig mitbekam, denn ich wog mich nur selten. Aber dann verlor ich absolut die Kontrolle über mich selber. Es war, als würde ich das gar nicht tun, sondern jemand anderes in mir zwang mich, nicht aufzuhören, jeden Tag weniger Kalorien zu mir zu nehmen und jeden Tag mehr zu trainieren. Auch als ich das längst nicht mehr wollte. Als ich sogar Angst hatte, weiter abzunehmen, zwang mich irgendetwas in mir, es dennoch zu tun.

Steffi: Schon als Kind habe ich wenig gegessen. Ich war, solange ich denken kann, sehr dünn. Schlanksein gehörte zu mir und ich wurde oft darauf angesprochen, ich glaube, auch beneidet. Als ich dann in die Pubertät kam und auf einmal feststellte, dass ich 50 kg wog, brach für mich eine Welt zusammen. Ich hasste mich, war unzufrieden und aggressiv und setzte mir in den Kopf, mindestens 5 kg abzunehmen. Angefangen hat es damit, dass ich mit allen Mitteln versuchte, Mahlzeiten mit der Familie aus dem Weg zu gehen, was so im Alltagsleben ganz gut gelang, aber schlimm war es in den Ferien. Ich kaufte mir eine Kalorientabelle und erstellte Pläne, wie ich denn noch weiter abnehmen könnte. Das Erste, was ich machte, wenn ich morgens aufstand, war, mich zu wiegen, und das Letzte, was ich vor dem Zubettgehen tat, war auch, mich zu wiegen. Tagsüber wog ich mich bis zu zehnmal. Bei sportlichen Aktivitäten steigerte ich mich von Tag zu Tag. Erst wenn ich total erschöpft war, gab ich mich zufrieden. Ein weiteres Mittel von mir war, mich viel zu heiß zu baden und danach mit vielen Decken ins Bett zu gehen, damit ich richtig schwitzte, um abzunehmen. Auch meine Saunabesuche waren viel zu lang, vor allem weil ich mir jegliches Trinken verbot. Als mir das Abnehmen trotzdem nicht schnell genug gelang, wie ich mir vorstellte, habe ich versucht zu erbrechen. Ein weiterer Grund, warum ich erbrechen wollte, war, dass ich dann keinen Streit mehr mit meinen Eltern bei Tisch bekam, wenn ich zu wenig, zu langsam aß und weiterhin versuchte, möglichst Mahlzeiten mit der Familie ausfallen zu lassen. Die Harmonie in der Familie war mir stets sehr wichtig. Anfangs ekelte es mich und ich habe nur sehr wenig erbrochen, jedoch versuchte ich es immer wieder. Ich steckte mir den Finger in den Hals und würgte so lange, bis etwas kam. Mit der Zeit funktionierte es. Obwohl ich wenig aß, wollte und konnte ich nichts mehr behalten. Beim Essen trank ich viel, damit ich besser erbrechen konnte. Die Vorstellung, mit gefülltem Magen bzw. aufgeblähtem Bauch etwas zu unternehmen oder auszugehen, war für mich unvorstellbar geworden. Mein Lebensinhalt hieß Dünnsein, möglichst die Dünnste in meiner Umgebung. Zum Schluss habe ich entweder gar nichts mehr gegessen, nur getrunken oder das Gegessene sofort wieder erbrochen. Wenn ich keine Gelegenheit zum Erbrechen hatte, flippte ich total aus. Mein Tag war genau durchgeplant. Alles drehte sich um Essen oder Nichtessen, um Erbrechen- oder Nichterbrechenkönnen. Geriet mein Plan durcheinander, flippte ich völlig aus. Ich schrie und schlug auf mich ein. Manchmal hatte ich Angst vor mir selbst. Mein Essverhalten wurde immer rigider. Zum Schluss konnte ich nicht einmal mehr einen Joghurt oder einen Apfel bei mir behalten. Alles musste raus aus meinem Körper. Der Gedanke, Nahrung im Körperinneren zu haben, machte mich wahnsinnig. Wenn ich einen Schwächeanfall hatte, war das das höchste Glücksgefühl für mich. Es war eine Art Selbstbestätigung. Wenn mir der Magen knurrte und ich völlig kraftlos war, dann war ich zufrieden. Je weiter meine Klamotten wurden, desto besser habe ich mich gefühlt. Mein Körper, das heißt mein immer-dünner-Werden war mir das Wichtigste.

Laura: Mein Leben lang wurde mir von meiner Mutter vorgehalten, dass ich viel zu fett bin. Sie selbst machte eine Diät nach der anderen, joggte täglich und später ging sie mehrmals in der Woche in ein Fitnessstudio. Wenn ich heute zurückdenke, war ich eigentlich nie zu dick, aber irgendwann nahm ich die ständigen Bemerkungen über meine nicht perfekte Figur doch ernst. Versuchte auch, Diäten zu machen, aber es gelang mir nicht richtig. Bis ich dann nach einem Krankenhausaufenthalt 8 kg abgenommen hatte und alle fanden, dass ich doch jetzt eine Superfigur hätte. Sogar meine Eltern waren von meinem Aussehen angetan und ich nahm mir vor, das Gewicht unbedingt zu halten. Entweder aß ich nur Ananas oder Sauerkraut oder tageweise gar nichts. Gelegentlich aß ich sogar verdorbene Lebensmittel, um mir den Appetit zu verderben. Ich lernte auf einmal viel mehr Menschen kennen und war viel gefragter. Es ist mir schon klar, dass das nicht das Maß aller Dinge ist, aber es tat mir gut, auch einmal im Leben im Mittelpunkt zu stehen. Mein Lebensgefühl war um 100 Prozent gestiegen. Ich lebte voll auf, konnte endlich mal enge und kurze Sachen tragen, baden gehen und alles, ohne mich wegen meines Körpers schämen zu müssen. Leider dauerte diese Phase nur fünf Monate. Dann überfiel mich eine unendliche Gier, alles zu verschlingen, was ich mir in den vergangenen fünf Monaten verboten hatte. Ich nahm in kürzester Zeit alles wieder zu und noch mehr, als ich abgenommen hatte. Während der Sommerferien bestand mein ganzer Tagesablauf nur aus Essen, Kotzen, mich scheiße fühlen, Essen, Kotzen, depressiv und isoliert sein. Ich habe mich selbst so sehr dafür gehasst, dass ich schwach war. Vorher klappte es doch auch, nichts zu essen. Ich fiel in ein tiefes, schwarzes Loch, in dem ich das Gefühl hatte, niemals wieder herauszukommen. Ich nahm tatsächlich insgesamt 18 kg zu. Dafür hasste ich mich noch mehr. Ich konnte nicht mehr in den Spiegel schauen. Jetzt hatte ich Bulimie und trotzdem zugenommen. Ich lebte wie in Trance. Ohne Essen konnte ich nicht leben, ich hätte es sogar meinem Freund vorgezogen, wenn ich mich hätte entscheiden müssen. Ich hatte Angst, alle würden es mir richtig gönnen, dass ich wieder fett war. Zuerst hatte ich ja nur übers Abnehmen geredet und dann dies. Ich fühlte förmlich die Schadenfreude. Leider hat keiner gesehen, wie schlecht es mir ging. Ich wäre am liebsten gestorben, konnte mich selbst aber nicht umbringen, dafür war ich zu feige. Eigentlich wollte ich auch gar nicht sterben, sondern wieder aufwachen aus diesem Horrorszenario.

Zu Beginn der Therapie motivieren wir unsere Patientinnen, einen typischen Tagesablauf in ihrer Krankheit zu beschreiben aus einer Zeit, in der die Verlockungen und das Zwanghafte der Essstörungen alles beherrschend waren. Ihre Berichte sind beklemmende Zeugnisse dafür, was es heißt, an Magersucht oder Bulimie erkrankt zu sein, und wie unumgänglich es ist, umzukehren und sich dabei helfen zu lassen.

Maria: Ein Tag in meiner Krankheit

Ich mache meine Augen auf. Leere im Kopf. Hunger. Brennen im Bauch. Aufstehen. Umkippen. Am Türgriff festhalten. Gut. Alles ausziehen. Auf die Waage. Cool. Scheiße. Ich liebe mich. Ich hasse mich. Bauchaufzüge. Schneller. Schwächling. Keine Kraft mehr. Nicht schlecht. Kann mich nicht bewegen. Sitze an der Heizung. Mein bester Freund. Steh auf! Beweg dich! Ab in die Küche! Eine Semmel. Wag' ja nicht, mehr zu essen! Du Fettsack! Genieß es! So schnell kriegst du nichts mehr. Ich hätte gern mehr. Halt's Maul. Raus mit dir. Zur Strafe gehst du eine extra große Runde. Schneller. Hopp, hopp. Von nichts kommt nichts. Und noch ein bisschen weiter. Sonst gibt's gar nichts mehr zu essen. Zu Hause. Kochbücher. Das würde ich gerne essen. Sei still! Für uns gibt es Salat. Hast du die Fett- und Kalorienzahlen nicht gelesen, du ekliges Ding? Auf, beweg' dich! Leere im Kopf. Kann mich nicht konzentrieren. Sitze an der Heizung und starre in die Ecke. Abend. Hunger, Hunger, Hunger. Ich will alles essen. Ich muss alles essen. Essen, essen, essen. Schwächling.

Ann-Sophie: Ein Tag in meiner Krankheit

Pünktlich um 6:15 Uhr muss ich aufstehen. Gehe auf die Toilette, um mich anschließend zu wiegen. Hab ich abgenommen oder zugenommen? Ich weiß, dass sich meine Stimmung nach dem Ergebnis der Waage richten wird. Voller Panik stelle ich mich auf die Waage und, Gott sei Dank, sie zeigt weniger an als gestern. Aber zufrieden bin ich jetzt noch nicht. Das Glücksgefühl, das mir die Waage beschert hat, dauert nur wenige Sekunden an, denn es folgt gleich der Gedanke, dass ich bis zu meinem Zielgewicht noch viel mehr abnehmen muss. Tief in mir weiß ich aber, dass ich mich nie mit irgendeinem Gewicht zufriedengeben werde. Also lautet mein Fazit, dass ich heute wieder hungern muss. Ich stell mich unter die Dusche und plane meinen Tag. Es ist Montag. Ich überlege, dass ich heute erst um 15:00 Uhr nach Hause komme. Folglich muss ich mir also bis dahin keine Gedanken machen, wie ich mein »nicht essen« verberge. In der Küche setzte ich mich an den Tisch, den meine Mutter in letzter Zeit immer sehr liebevoll deckt. Kein Mensch ist da. Zum Glück! Schnell, wie jeden Tag, brösle ich ein paar Brösel Knäckebrot auf meinen Teller und tauche mein Messer in den Philadelphia. Somit habe ich mein Frühstück beendet und kann nun mit ruhigem Gewissen Zeitung lesen. Meine hilflose Mutter drückt mir noch schnell einen Apfel in die Hand, wohl wissend, dass ich ihn bei der nächsten Gelegenheit wegschmeißen werde. Im Bus sage ich mir zum x-ten Mal meine Hausaufgaben auf, damit ich sichergehen kann, dass ich über Nacht auch wirklich nichts vergessen habe. Auf dem Weg zur Schule bereite ich mich mental auf das Zusammentreffen mit meinen Klassenkameraden vor. Ich setze mein Lächeln auf, rede mir eine positive Stimmung ein und gehe freudestrahlend auf meine Freundin zu und wünsche ihr einen guten Morgen. Wir reden generell nur über belanglose Dinge. Dann beginnt der Unterricht und ich versuche, mich zu konzentrieren; mir jedes Wort des Lehrers einzuprägen. Meine Gedanken schweifen jedoch schnell zum Essen ab. In der dritten Stunde knurrt mein Magen und für ein paar Sekunden kommt wieder ein Glücksgefühl in mir auf, weil ich ja jetzt abnehme! Nach der Pause geht der Unterricht weiter. Es fällt mir zunehmend schwer, diesem zu folgen. Geige habe ich wie jede Woche wieder mal nicht richtig geübt; für mich nicht oft genug und deshalb gehe ich mit sehr schlechtem Gewissen in meine Geigenstunde. Danach ist Orchester, das ich, wie jedes Mal, sehr langweilig finde, da uns unsere Lehrerin nur leichte Stücke gibt.

Nachdem ich das Orchester geschafft habe, beginne ich mit den Hausaufgaben, damit ich zu Hause nicht mehr so viel machen muss. In der hintersten Ecke meines Gedächtnisses weiß ich aber, dass ich auch heute wieder bis mindestens 22:00 Uhr arbeiten werde. Mit einem tiefen Seufzer schlage ich mein Mathebuch auf und fange an, quadratische Gleichungen zu lösen. Um 14:35 Uhr fährt mein Bus und ich hab zu dieser Zeit nicht einmal die Hälfte meiner Hausaufgaben, weil ich alles perfekt machen muss. Im Bus fange ich dann schon einmal an, Chemie zu lernen, da ich mir denke, dass ich mir den Stoff bestimmt besser merken kann, wenn ich ihn zweimal am Tag lerne. Zu Hause beginne ich mit den schriftlichen Hausaufgaben, und da meine Gedanken immer wieder zum Essen abschweifen, dauern diese zwei Stunden. Ich zwinge mich, meine Hausaufgabe fertig zu machen. Erst danach erlaube ich mir endlich meine Gemüsebrühe. Ich habe auf heute 400 g abgenommen, dann kann ich mir doch auch einmal eine Kartoffelsuppe leisten? Die hat doch nur 22 Kalorien pro 100 ml. NEIN! Das ist viel zu viel! Ich nehme also wie jeden Tag die Gemüsebrühe, welche nur 6 Kalorien pro 100 ml hat. Ich setze mich an den Tisch, an meinen Platz und schlürfe langsam meine einzige Mahlzeit am Tag. Meine Gedanken kreisen dabei immer um die Dinge, die ich heute noch erledigen muss. Klavier spielen und lernen. Nach zwei Stunden bin ich völlig erschöpft und es ist jetzt 20:30 Uhr. Wieder schlage ich meine Bücher auf und beginne zu lernen. In meinen Kopf will einfach nichts rein, und als Strafe für meine Unkonzentriertheit muss ich ins Bad gehen und mir mit einer Nagelschere einen weiteren Schnitt auf meinem Arm zufügen. Erst als ich den Schmerz spüre, und das Blut aus der Wunde quillt höre ich auf und setze mich wieder an den Tisch um weiterzulernen. Nun lerne ich noch bis 22:00 Uhr. Erschöpft stehe ich danach auf und denke mir, dass trotzdem nichts in meinem Kopf drinnen ist und ich einfach zu blöd bin zum Lernen und dass ich, wenn ich morgen ausgefragt werde, bestimmt eine schlechte Note bekomme. Ich bin eine komplette Versagerin; ich kann ja überhaupt nichts, denke ich mir. Ich ziehe mich aus und wiege mich zum x-ten Mal an diesem Tag. Zugenommen! Scheiße! Obwohl ich weiß, dass man am Abend meistens mehr wiegt, renn ich voller Panik zum Spiegel, um mich erneut meinem fetten Angesicht zu stellen. Ich betrachte mich im Spiegel und ich sehe sofort, wo ich zugenommen habe. An meinen fetten Oberschenkeln; wo denn sonst! Ich mache mich im Bad fertig und ich verordne mir noch 50 Sit-ups und 100 Seilsprünge. Gegen 23 Uhr falle ich todmüde ins Bett, wissend, dass ich in der Nacht mehrmals aufwachen werde und dann noch lernen werde und dass mein Tag so sein wird wie heute: lernen – hungern – lernen – hungern – lernen – hungern.

Sarah: Ein Tag in meiner Krankheit

Es ist 6:30 Uhr, mein Wecker klingelt, Zeit zum Aufstehen, mein erster Reflex: das Abtasten meines Hüftknochens, alles okay, ich spüre ihn mehr als gestern (was vielleicht eine Einbildung ist), der Tag fängt schon mal gut an! Ich stehe auf und gehe ins Bad, betrachte mich kritisch im Spiegel, du könntest echt besser aussehen, ich schiebe die Gedanken schnell beiseite, putze mir die Zähne und spring unter die Dusche, bis dahin ist alles okay. Jetzt kommt das Schlimmste: das Anziehen und das Im-Spiegel-Betrachten, was ist am vorteilhaftesten für deine »Horror-Figur« und auch noch relativ modisch, die Wahl fällt auf meine Lieblingsjeans und ein einfaches T-Shirt, dazu meine neuen spitzen Schuhe, um die mich jede beneidet, aber nur ich hab sie, bei dem Gedanken geht's mir besser. Ein letzter Blick in den Spiegel, der für mich wieder mal über Top oder Flop entscheidet, heute ist es ein Flop, sofort denke ich: Egal, was du je anziehen wirst, ob deine Schuhe so toll sind, du bist einfach hässlich, fett und nutzlos; die Liste in meinem Kopf könnte ich stundenlang weiter führen. Mittlerweile ist es 7 Uhr, höchste Zeit, zur Schule zu rennen, eigentlich ist der Zeitdruck ja super: Ich hab keine Zeit für Frühstück und ich muss, um rechtzeitig zu kommen, meinen 20-Minuten-Schulweg in 12 Minuten schaffen, das heißt quasi joggen, mich abhetzen, was wiederum bedeutet, dass ich mehr Kalorien verbrenne und meinem Ideal, der attraktiven, unwiderstehlichen Schlankheit näher zu kommen, nahe bin. Da der Tag schon mal mit Nichtsessen und Stress angefangen hat, heißt das für mich: Es ist ein starker Tag! Ich werde nichts essen, mindestens 90 Minuten Joggen und 40 Minuten Aerobic machen. Die Gedanken, während ich zur Schule eile, machen mich wahnsinnig euphorisch, ich kann ja so stark sein, allem widerstehen, angesichts meiner Idealfigur, was ich mit Beliebtheit und allem Glück dieser Erde gleichsetze, dafür würde ich ja eh alles tun. Es ist 7:20 Uhr, ich bin pünktlich, ich bin stark und überhaupt sehe ich ja doch nicht so schlecht aus. Die erste Stunde, Mathe, ich versteh nichts, was für mich bedeutet: Du bist so schwach und schlecht und fett, sofort kommt mir meine Schwester in den Kopf, sie ist ja so perfekt, hat keine Probleme, meine Eltern können echt stolz auf sie sein, auf mich nicht, ich bin ja eher eine schlechte Tochter, mache nur Sorgen, bringe nur 12 anstatt 14 Punkte nach Hause, das macht mich tieftraurig und ich denke darüber nach, ob ich in der Pause essen sollte, um zu verdrängen, oder ob ich stark bleiben sollte, um meinem Ideal näher zu kommen, und auch glücklich sein könnte, dieses Hin und Her beschäftigt mich die nächsten zwei Stunden und ich kann mich auf nichts anderes mehr konzentrieren, schrecklich, ich bin in meiner Welt, nicht ansprechbar, für niemand! In 5 Minuten wird es zur großen Pause klingeln, mein Herz rast, was soll ich nur tun, der Konflikt »Essen oder Hungern« macht mich fertig, meine Banknachbarin fragt, was mit mir los sei, ich motze sie an, sie solle mich in Ruhe lassen, es ist alles super. Es klingelt, ich laufe raus, wo meine Freundinnen und meine Schwester warten, alle wollen zum Bäcker und dann noch zu Müller, Schokolade und Gummibärchen kaufen, was für mich total verlockend ist, aber eben auch Todsünde bedeutet. Ich laufe zum Bäcker, in meinem Kopf dreht sich alles um süße Teilchen und um meine Willenskraft. Eine Freundin fragt: Was willst du, mal wieder nichts? Das ist der Satz, der mich verleitet zu essen, ich nehme eine Nussschnecke und einen Latte macchiato! Die eine Stimme in meinem Kopf sagt, super, endlich was Lecke-

res zu essen, die andere sagt, du hast wieder mal versagt, du bist so schwach, du wirst nie dünn werden. Ich beruhige die negative Stimme, indem ich mir vorhalte, dass ich ja kein Frühstück hatte und dass ich mich danach besser konzentrieren könnte und heute Mittag wird eh alles besser und notfalls könnte ich ja in ein paar Minuten auf der Schultoilette mein Frühstück erbrechen, eigentlich ist es ja die Lösung, dann kann ich ja auch noch Schokolade kaufen und vielleicht noch eine Butterbrezel, wenn ich schon erbreche, dann soll es sich lohnen. Das Ganze mache ich auch. Während der Stunde gehe ich auf die Toilette und erbreche alles, ich putze mir schnell die Zähne mit meiner Notfallzahnbürste, die ich immer bei mir hab, schminke mich schnell und geh wieder in den Unterricht, niemand merkt was, nach außen ist alles perfekt. Es ist doch alles okay, auch wenn ich gerade erst gekotzt habe, doch für mich steht ebenfalls fest, dass ich wieder mal versagt habe und dass heute ein mieser Tag ist, ich werde zu Mittag essen und danach erbrechen, in einen Mülleimer in meinem Zimmer, weil unser Bad fehlkonzipiert ist und alle Geräusche gehört werden könnten, um es danach unter größter Vorsicht nach hundertmaligem Absichern in der Toilette zu entsorgen und sorgfältig den Mülleimer zu spülen und ihn wieder an seinen gewohnten Platz in einem Regal zu stellen, und ich fühle mich gut, weil ich weiß dass er morgen wieder für mich da sein wird. Danach führe ich mein Sportprogramm durch, dann fernsehen, um zu entspannen. Dann folgt das Abendessen mit der Familie, drei Gänge in gewohnter Harmonie mit all den strengen Regeln, die sich um Essen und um Verhalten drehen, was mich sehr stresst, ich denke, wie kann ich so schnell wie möglich vom Tisch aufstehen, um der Situation zu entkommen und die schrecklichen Massen wieder zu erbrechen. Diesmal sage ich, ich gehe noch ein bisschen mit dem Hund raus, die Sonne scheint noch so schön, dabei denke ich nur: Hoffentlich will niemand mit, ich geh doch nur wegen eines Grunds, um mich im Wald zu übergeben, schließlich fällt es ja auf, wenn ich nach dem Essen, immer ins Zimmer verschwinde und dann für eine halbe Stunde im Bad bin.

Ich frage mich jedes Mal beim und nach dem Essen warum, warum nehme ich das alles auf mich, das ist doch total gestört, warum zerstöre ich meinen Körper, warum bin ich so schwach und kann mich nicht kontrollieren, warum bin ausgerechnet ich so eine miese Versagerin?! Normal essen kann doch nicht so schwer sein, andere können es schließlich auch!!! Warum habe ich nur jemals mit der Scheiße angefangen, ich wusste doch genau, dass ich die Kontrolle verlieren würde und dass so eine Krankheit rein logisch gesehen einfach nur zerstört und dass Schlankheit nicht das Wichtigste ist und ich doch eigentlich auch andere Stärken besitze. Es ist nun so gegen 21:00 Uhr, ich fühle mich schuldig und schäme mich für meinen Tag und mein krankes Verhalten, aber morgen wird ja alles anders, ich werde einfach wieder normal sein und alles wird besser.

Luisa: Ein Tag in meiner Krankheit

Es ist 6:50 Uhr, mein Wecker klingelt. Ich würde so gerne noch weiterschlafen, aber ich darf nicht. Ich muss vor der Uni unbedingt noch 1 Stunde joggen, sonst habe ich mir mein Essen heute nicht verdient. Ich stehe auf. Alles läuft ganz automatisch ab. Der erste Blick in den Spiegel gibt mir schon wieder den Rest. Ich bin so ekelig und fett. Ich hasse mich. Ich habe es nicht besser verdient. Ich muss laufen. Ich habe keine Lust, ich bin müde, ich habe Hunger. Es ist so kalt draußen. Egal, ich darf mich nicht so anstellen. Rein in die Sportklamotten, Gewichte um die Arme, noch schnell ein Schluck Wasser und los geht's. Draußen ist es extrem kalt. Nach einer halben Stunde spüre ich meine Zehen und Finger kaum noch, aber ich darf noch nicht aufhören. Ich bin viel zu langsam. Ich bekomme meine Breze zum Frühstück nur, wenn ich den nächsten Berg schneller und, ohne stehen zu bleiben, noch laufe. Nach einer Stunde komme ich zurück in meine Wohnung. Vor dem Duschen noch schnell 150 Sit-ups. Mein Bauch ist immer noch viel zu dick. Eigentlich hätte ich 2 Stunden joggen müssen. Auf dem Weg zur Uni kaufe ich mir eine Breze. Hoffentlich sieht mich keiner. Mittags gehe ich allein in die Mensa und gönne mir einen kleinen Salat oder eine Suppe. Danach habe ich ein schlechtes Gewissen, weil ich schon wieder gegessen habe. Die Gedanken kreisen ständig ums Essen. Ich kann mich nicht auf die Vorlesung konzentrieren. Was darf ich heute noch essen, was habe ich heute schon alles gegessen? Oh Gott, viel zu viel. Wenn ich heute noch etwas essen will, muss ich noch einmal eine Stunde joggen. Heute nach der Uni gehe ich einkaufen. Wann ist endlich die Vorlesung zu Ende? Um die Zeit irgendwie ohne Essen zu überbrücken, lutsche ich zuckerfreie Bonbons und trinke Cola light. Nach der Uni laufe ich zum nächsten Supermarkt und kaufe alles, worauf ich Lust habe. Schokolade, Eis, Pudding, Kuchen, Sahne, Milch, Kompott. Zu Hause mache ich alle Rolladen dicht und schalte den Fernseher ein. Ich beginne, mich mit den verbotenen Sachen vollzustopfen und Unmengen dazu zu trinken, bis mir der Bauch wehtut und mir total übel ist. Dabei empfinde ich nichts als völlige Leere in meinem Kopf. Danach fühle ich mich schlecht und schäme mich, mich nicht unter Kontrolle zu haben. Das Telefon klingelt. Ich gehe nicht ran. Ich muss kotzen. Ich gehe auf die Toilette und übergebe mich so lange, bis ich das Gefühl habe, total leer zu sein. Ich weine, weil ich mich so allein und verlassen fühle und niemand da ist, der mich einfach nur in den Arm nimmt. Ich darf mich nicht so gehen lassen und in Selbstmitleid versinken. Morgen wird alles anders. Ich schlucke noch Abführpillen und gehe noch mal joggen. Es ist schon stockfinster, aber ich habe keine Angst, ich laufe und laufe und laufe und laufe. Ich spüre nichts mehr. Nur vollkommene Leere. Es ist, als ob ich von oben auf mich herabblicken würde. Danach trinke ich Kaffee, um wach zu bleiben und um für den nächsten Tag zu lernen bis tief in die Nacht. Anschließend falle ich erschöpft ins Bett. Morgen beginnt ein neuer Tag, und er wird sein wie immer.

Anja: Ein Tag in meiner Krankheit

Schon 9 Uhr, ich will nicht aufstehen, würde am liebsten wieder die Decke über den Kopf ziehen und die grausame Wirklichkeit aussperren. Mein Rücken schmerzt, die Augen sind geschwollen, der Hals kratzt. Wieder ein neuer Tag, ein neuerlicher Beweis meiner Hilflosigkeit und Unfähigkeit, meinen Hunger, meine »dunkle« Seite zu fassen zu kriegen. Aber ich muss aufstehen, damit meine Mutter keinen Verdacht schöpft. Das Drehbuch für diesen Tag ist ohnehin schon geschrieben, es ist nur eine Wiederholung der Tage und Wochen zuvor, alles ist eingespielt, läuft automatisch ab.

Mit zittrigen Händen schnappe ich mir den großen Rucksack und radle wie eine Verrückte zum Supermarkt. Vorsichtig schaue ich rein, nicht auszudenken, wenn eine Nachbarin mich beim Einkaufen erwischen würde, mich, die disziplinierte, asketische junge Frau, stets kontrolliert und freundlich. Jetzt bin ich eher ein fahriges Monster, das nach Beute = Fressen giert. Je fetter und süßer, desto besser.

Ich kaufe sowieso immer dasselbe, 10 Magnum, verschiedene Schokoladen, Kuchen, Negerküsse, Kindermilchschnitten und, und, und. Man kennt mich hier schon, ich bin höchstwahrscheinlich die beste Kundin. Ich versuche, ganz bestimmt aufzutreten, als ob es das Normalste der Welt wäre, jeden Tag Unmengen von Essen im überquellenden Einkaufswagen zur Kasse zu schieben. Nur nicht rot werden, eine gute Ausrede erfinden und schnell alles im Rucksack verstauen. Schnell, schnell aufs Fahrrad, ich rase um die Ecke, überfahre fast eine Katze, weil ich schon den ersten Schokoriegel aus dem Rucksack krame und hastig in den Mund stopfe. Treten, kauen, schlucken, alles geht automatisch, hoffentlich sieht mich niemand, ich muss einfach einen grauenhaften Anblick bieten. Endlich daheim, Türe zu, jetzt kann ich meine Sucht frei ausleben, ohne Rücksicht, ohne Grenzen. Ich ziehe mein zeltartiges Karohemd, heimlich nenne ich es »Kotzhemd«, an, setze schnell Teewasser auf und schalte den Fernsehapparat ein.

Ich muss mich beeilen, hole den Tee, leere den Rucksack aus und setze mich im Schneidersitz aufs Bett. Ich starre auf den Bildschirm, registriere gar nicht, welche Serie eigentlich läuft, stopfe nur mechanisch Eis und Süßigkeiten in mich hinein und spüle alles mit Tee runter. Die ersten Bissen schmecke ich noch, doch schon bald geht es nicht mehr um Genießen oder den Geschmack, ich könnte genauso gut Heu essen und würde es nicht merken. Eigentlich hätte ich zu Beginn Tomaten essen müssen, um später, wenn das Essen auf verkehrtem Weg den Körper wieder verlässt, zu wissen, wann ich alles, wirklich alles, bis auf den letzten Rest erbrochen habe. Aber ich war wieder mal zu gierig, zu schwach, habe meinen Hunger auf dem Nachhauseweg nicht mehr unter Kontrolle gehabt. Zum Auftauen der Pizza ist keine Zeit mehr, ich muss sie tiefgefroren essen, auch egal, ich schmecke sowieso nichts mehr.

Ein bis zwei Stunden fresse ich weiter, bis mir alles wehtut und mein voller Magen so sehr nach außen drückt, dass ich nur noch zusammengekrümmt ins Bad wanken kann. Ich beuge mich über die Kloschüssel, stecke fast die ganze Hand in den Rachen, bewege den Bauch rein und raus, so lange, bis ich alles wieder losgeworden bin. Hastig putze ich die Toilette, öffne das Fenster. Aus dem Spiegel blickt mich ein aufgequollenes, rotes Gesicht traurig an. Mein Gott, was bin ich für ein Mensch!

18 Uhr: Jetzt darf ich ein paar Essiggurken und eine Riesenschüssel Salat ohne Öl essen, natürlich allein, hinter verschlossenen Türen. Keiner soll sehen, dass ich esse, dass ich hungrig = schwach bin. Eigentlich hasse ich diesen Salat, aber was anderes darf ich mir nicht gönnen.

20 Uhr: Ungeduldig reiße ich die Schubladen auf und hole die übriggebliebenen Süßigkeiten und das halbe Brot, das ich unter meinem Hemd versteckte und aus der Küche gestohlen habe, heraus. Zweimal wird sich das Horrorszenario vom Nachmittag noch wiederholen, bis ich um circa 24 Uhr fertig, verschwitzt und enttäuscht von mir selbst ins Bett sinke.

Wieder ein Tag vergangen, wieder ein gescheiterter Versuch, die Leere zu füllen, wieder eine Hoffnung begraben.

Lisa: Ein Tag in meiner Krankheit

Drei Tage sturmfrei! Nach den nervtötenden Wochen zu Hause, in denen meine beiden Eltern ständig versuchten, mich zu kon-

trollieren und in ein Muster zu zwängen, ist es wie eine Erlösung. Jetzt kann ich mich mal so richtig ausleben und mit dem Scheiß abschließen. Nur noch einmal so richtig heftig – ich will mir den Rest geben, mich zum Punkt der totalen Erschöpfung treiben. Nur noch einmal fressen!

Es geht los: Zuerst mal feststellen, was alles da ist. Seit meine Eltern meinen, das wirkliche Ausmaß meiner Krankheit zu kennen, ist die Auswahl nicht mehr so groß. Doch das stört mich im Moment wenig. Man braucht nur Fantasie, und die habe ich zur Genüge. Ich rühre Eier mit Milch, Mehl und viel, viel Zucker zu einem Brei – das wird dann so eine Art Omelette. Dazu Joghurt, Rama, Marmelade, Honig und den Rest der Nutella. O.k., jetzt brauche ich dringend was zum Aufweichen, damit es nachher nicht so eine Qual wird. Ich mache mir Kaffee mit viel Milch und acht Süßstofftabletten, nehme die Snacks von meinem Bruder und das letzte Glas Joghurt im Kühlschrank. Das reicht fürs Erste. Loswerden! So anstrengend ... trinken, kotzen, trinken ... Ich kann nicht mehr, mir ist übel und schwindlig. Um die Übelkeit zu mildern, mache ich mir wieder einen Milchkaffee, aber der hilft auch nicht lange. Mein Körper schreit nach Nahrung. Na gut, irgendwas Leichtes kann ich mir ja kaufen. Ich radle zum Supermarkt und hole mir nur zwei Brezen. Daheim probiere ich, Rama auf eine zu streichen, so, wie ich es als Kind immer gemacht habe. Das schmeckt so vertraut, lecker. Aber ich will kein Fett essen!!! Ich bin eh schon normalgewichtig, ich will einen flachen Bauch, egal, ob ich den Tabellen nach dann zu wenig wiegen würde! 55 kg wären super. Aber ich werde es sowieso nicht schaffen. Mein Stoffwechsel ist im Arsch. Keiner kann so extrem schnell zunehmen wie ich – das ist so unfair!!! Ich schmiere zentimeterdick Rama auf den Rest der zwei Brezen und stopfe sie in mich hinein. Ich brauche mehr, mehr Nahrung, die mich ausfüllt, bis mir schlecht wird, und meine Emotionen mit ihrem Gewicht erstickt! Zum Glück habe ich ja meine EC-Karte. Also wieder auf zum nächsten Supermarkt – ich brauche Pudding, Schokolade, weiche Semmeln, Chips, Eis, Sahne ...

Ich nehme, soviel ich tragen kann; einen Einkaufswagen zu nehmen, traue ich mich nicht, es könnte ja zu viel werden und mir könnte zudem noch jemand begegnen. Wieder zu Hause, baue ich die ganzen Fressalien vor mir auf dem Tisch auf. Erst das Eis, Sahne drüber, Zucker über die Sahne. Zwischenrein Schokolade, Kinder Maxiking, das allerverbotenste Nahrungsmittel, Kaffee und wieder von vorne. Jetzt ist mir kotzschlecht, ich stehe auf und stelle fest, dass ich nicht mal mehr aufrecht gehen kann! Mein Bauch tut wahnsinnig weh – ich wundere mich oft, warum er nicht einfach dem Druck nachgibt und ich einfach explodiere. Blöder Gedanke, ich will doch nicht sterben, aber auch nicht so weiterleben. Egal, alles total egal, ich muss es loswerden, sofort wieder loswerden. Ich will nicht schon wieder kotzen müssen; es ist so nervenaufreibend und unendlich anstrengend. Warum zur Hölle tue ich das?? Es macht doch, verdammt noch mal, keinen Sinn! Aber es muss raus, muss raus!!! Befreien. Also das Ganze noch mal von vorne.

Danach bin ich nur noch am Ende. Dabei gäbe es so viel zu tun. Wäsche bügeln, Mathe machen – ich habe das Schuljahr so in den Sand gesetzt, ich sollte so viel lernen. Die Küche ist ein Schlachtfeld. Ich will nicht dorthin zurück und die Überreste meines wieder mal verlorenen Kampfes betrachten müssen. Erst mal ins Bett, ich kann nicht mehr stehen, alles dreht sich und ich frage mich, ob Totsein nicht viel angenehmer wäre, als das weiterhin zu ertragen. Aber ich wische die Gedanken weg. Unsinn, jetzt schlafe ich erst mal und danach sieht alles wieder anders aus. Aber mein schlechtes Gewissen meldet sich: »Tu' doch einmal was Sinnvolles! Vom Essenvernichten hat keiner was!« Doch ich muss mir eine Pause gönnen. So dämmere ich eine Stunde vor mich hin, bis der Hunger zurückkommt. Erste Reaktion ist, mir wieder einen Kaffee zu machen. Aber jetzt lege ich los! Bügeleisen in die Steckdose und ein Stück nach dem anderen wird bearbeitet. Es ist immer nur die Überwindung, anzufangen, die so schwierig für mich ist. Zunächst geht es mir gut dabei, endlich leiste ich mal was. Doch ich kann bald nicht mehr stehen. Mir ist

so schlecht und schwindlig. Ich sollte echt etwas bei mir behalten, nur was?
Also gut, der nächste Versuch. Am besten was Trockenes oder Obst ... Eigentlich könnte ich mir ja was gönnen – habe ja bis jetzt noch nichts behalten. Aber mein Scheißbauch, meine blöden hässlichen Vorstehbäckchen! Warum kann ich nicht einfach so sein, wie ich mich gerne hätte, und glücklich leben – nie wieder tausend Gedanken ans Essen verschwenden müssen, es einfach tun! Keine Leute mehr belügen, keine Tagespläne machen, kein Essen verschwinden lassen und mein Konto dafür ausräumen. Keine offenen Mundwinkel und keinen rauen Hals. Ach Scheiße, warum musste es so weit kommen?! Warum mache ich mir Tag für Tag was vor, mache mich und meinen Körper fertig, nur um die verfluchte Zahl auf der Waage zumindest konstant zu halten. Ich schiebe Hass und Selbstmitleid. Wen ich hasse, kann ich nicht sagen, mich auf jeden Fall, aber nicht nur. Oft kommen mir Erlebnisse in den Sinn, die mir nur bestätigen, dass mein Leben schon immer zum Scheitern verurteilt war. Ich weiß, ich muss dagegen ankämpfen, ich habe so keine Zukunftsaussichten. Ich kann doch nicht mein Leben lang alles nur danach ausrichten, wann ich wieder fressen und kotzen muss! Ich bin so ein Versager; wie oft, wie verdammt oft habe ich schon versucht, aus diesem Sumpf herauszukommen. Warum bin ich es mir nicht wert? Eigentlich bin ich doch nicht dumm, warum überreiße ich das nur nicht? Ich beginne zu essen, aber mit jedem Bissen wandeln sich sämtliche Emotionen in bedrückende leere Gleichgültigkeit und es geht von vorne los ... wieder und wieder ... kein Ende in Sicht.

Sonja: Ein Tag in meiner Krankheit

Ich will nicht aufstehen, ich kann nicht, verschwitzte Bettlaken, Krümelgefühl, meine muffige Höhle kann ich nicht verlassen, draußen lauern Aufgaben und Überforderung, nicht zu erfüllende Ansprüche und bösartige Menschen, die mich nicht verstehen und ein Haufen Rechnungen und unangenehme Behördenpost.

Um das Bett herum ein Müllberg aus Klamotten, Essensverpackungen, Eislöffeln, Zewatüchern, zerknüllte Zeitungen. Wo soll ich anfangen, ist doch eh alles gleichgültig. Ich schaffe gar nichts, ich kann gar nichts, ich bin eine Versagerin, ich habe Angst vor den anderen, den Glücklichen und Satten. Ich fürchte mich, dass heute meine Chefin anruft und sich über meine mangelnde Arbeitskraft beschwert. Ich denke, sie wissen längst, dass ich sauschlecht, unkonzentriert und im Grunde leistungsunfähig bin. Ich grübel und grübel und grübel und die Weckerzeit läuft und läuft. Jetzt ist es eh schon zu spät, ich bin so müde, erst mal schlafen. Erleichterung und Zufriedenheit. Dann mulmiges Gefühl, wenn ich zum Telefonhörer greife und in der Arbeit anrufe und sage, dass ich nicht komme, weil ich so krank bin, aber morgen ganz sicher wieder. Gott sei Dank, ist die Sekretärin dran. Noch glauben sie mir alles, ich bin noch nicht lange genug da, dass sie misstrauisch werden könnten. Das mulmige Gefühl bleibt. Jetzt erst einmal zum Bäcker, Croissants kaufen und dann Morgenserien im TV schauen und brechen. Dann irgendeinen Arzt anrufen, der muss mich für heute krankschreiben. Blick in den Spiegel: Sehe zum Kotzen aus, echt realistisch. Schnell Zähne putzen, die Haare irgendwie zusammenraffen, raus aus meiner Höhle unter die Fremden, die mich, das Dreckbündel, alle anstarren und verachten. Der Arzt schaut mich kaum an, was fehlt Ihnen? Kopfweh, wie lange wollen Sie krankgeschrieben werden? NUR heute. Der Nächste, bitte. Dabei hätte ich gerne erzählt, was mir wirklich wehtut. Dann gehe ich in den Supermarkt, treffe Vorbereitungen für den nächsten Fressanfall, Milka, Eis und Kekse und Cola light, dann geht das Brechen besser. Und einen Apfel und Salat und ein wenig Käse für die Zähne. An der Kasse ist mir der ungesunde Lebensmittelhaufen so peinlich, die Schlangenmenschen glotzen und staunen, die Kassiererin wagt einen Scherz, die Rentner lachen, ich blecke die Zähne.

Daheim erst einmal schlafen und ausruhen von dem Ausflug in die feindliche Umgebung. Ignoriere das Chaos um mich her, träume mich in eine Welt, in der ich der Überallesbeliebtesuper-

star bin und mir ALLE zu Füßen liegen, ich schlafe ein. Nachmittags dann Seriengucken und hastig die Lebensmittel fressen, aus der Verpackung heraus, wo ist noch ein sauberer Eislöffel in dem Küchengeschirrberg? Den Putzeimer zum Kotzen schon parat, die Klopapierrollen liegen bereit, die Serien flimmern vorbei. Scheiße, ich bekomme nicht alles wieder aus dem Magen heraus, hoffentlich ruft jetzt nicht meine Chefin an. Ich werde fett werden, ich habe noch mindestens 3 000 Kalorien in meinem Bauch, ich muss mir noch was holen, dass das Brechen besser geht. Dann schlafe ich ein.

Spät am Abend wache ich auf und bin unendlich traurig. Starre an die Wand, will mir mit der Büroklammer in mein Handgelenk ritzen, doch ich habe Schiss vor den Schmerzen. Umbringen wäre die Lösung, die Erlösung, dann müsste ich nicht mehr nachdenken. Gegen den Baum fahren oder Schlaftabletten, die Ärzte verschreiben dir alles, damit sie dich rasch wieder aus ihrem Wartezimmer schieben können. Nein, jetzt erst einmal fressen. Durchstöbere in Panik das ganze Zimmer nach Nahrung, nichts da, ratzeputz aufgefressen heute Nachmittag. Muss zur Tankstelle, kennen mich schon, na, wieder Lust auf was Süßes, eine Tüte bitte. Der reiche BMW-Fahrer hinter mir denkt sich seinen Teil, die fette Kuh gibt es sich jetzt aber richtig. Schnell weg hier. Wieder daheim, Zimmertür hinter mir zuschlagen. Ich habe noch Zeit für mich, kann fressen und kotzen. Danach muss ich das gröbste Chaos beseitigen, damit meine WG-Mitbewohnerinnen nichts merken. Irgendwann, ich weiß nicht wann, schlafe ich erschöpft ein.

Motivation für eine Psychotherapie

Nach Lesen der Tagesabläufe dürfte es keinen Zweifel mehr geben, dass diese Menschen dringend einer intensiven Psychotherapie bedürfen. Da aber eine Psychotherapie gegen den Willen eines Menschen nicht durchführbar ist, motivieren wir unsere Patientinnen zunächst, vor einer Therapie sich darüber Gedanken zu machen, ob und in welchem Umfang sie bereit sind, ihre Krankheit zu bewältigen, und was sie dafür investieren wollen. Bewährt hat sich dabei für einige eine nüchterne *Gegenüberstellung* von negativen und positiven Aspekten ihrer Krankheit, andere schreiben einen *Motivationsbericht*, wieder andere meist erst im Verlauf der Therapie einen *Abschiedsbrief* an die Krankheit.

Saskia: Gegenüberstellung von positiven und negativen Aspekten meiner Krankheit

Positiv: *Endlich etwas Eigenes, keiner kann mir reinreden, ich habe selbst die Macht, über mich;*
aber negativ: *Die Macht, die ich über mich habe, schadet mir, isoliert mich und verdirbt meinen Charakter, denn ich bin nicht mehr ich selbst.*

Positiv: *Ich bin schlank, geradezu dünn, alle beneiden und bewundern mich;*
aber negativ: *Ich habe doch schon längst eine verzerrte Wahrnehmung, wie will ich also meine Figur beurteilen können? Niemand beneidet mich, sondern alle bemitleiden mich. Die Blicke, die ich auf mich ziehe, sind keineswegs als Kompliment gedacht. Meine Mitmenschen sind erschrocken über mein Äußeres.*

Positiv: *Ich habe eine Sonderstellung in meiner Familie, denn jeder sorgt sich um mich und ich stehe im Mittelpunkt;*
aber negativ: *Ich stehe nicht im Mittelpunkt, weil ich eine besondere Leistung vollbringe, sondern ich dränge mich in den Mittelpunkt dadurch, dass ich den anderen Angst mache. Das ist nichts, worauf ich stolz sein kann. Ich verletze die Menschen, die mir am meisten bedeuten, ich verhalte mich ungerecht und verändere das Leben der ganzen Familie.*

Positiv: *Ich bin so wahnsinnig diszipliniert, ich kann hungern, während alle anderen schwach werden;*
aber negativ: *Die anderen sind nicht schwach. Sich dem Leben zu verweigern ist weder diszipliniert noch stark. Im Gegenteil, die Krankheit macht mich schwach und lebensmüde. Außerdem kann ich längst nicht mehr hungern, sondern gebe dem Hungergefühl in Form von Fressanfällen nach.*

Positiv: *Ich bin durch das Hungern zur Leistungssportlerin geworden und habe riesige Erfolge erzielt;*
aber negativ: *Ich habe meinen Sport in ein Kompensationsmittel verwandelt und mir jeglichen Spaß daran genommen. Ich litt Qualen beim Laufen. Hätte ich nicht währenddessen gehungert, hätte ich noch bessere Leistungen erzielt, weil ich mehr Kraft und Energie gehabt hätte.*

Positiv: *Männer stehen auf schlanke, dünne Frauen;*
aber negativ: *Woher will ich wissen, was Männern gefällt? Ich habe mich aufgrund meiner Krankheit noch nie richtig auf jemanden eingelassen, denn ich gebe niemandem eine Chance. Liebe hat nicht nur mit der Figur eines Menschen zu tun. Männer, die nur darauf achten, habe ich nicht nötig.*

Positiv: *Bei einem Fressanfall kann ich alle verbotenen Dinge auf einmal essen, ohne mir etwas dabei zu denken;*
aber negativ: *Ich bin dann nicht ich selbst, verhalte mich wie ein Monster. Ich fühle mich danach schlecht, kann nicht schlafen, nicht denken, bin völlig apathisch. Ich manövriere mich in die absolute Isolation. Es ist viel schöner, mit Genuss zu essen.*

Positiv: *Das Dünnsein hat mich so einzigartig und stolz gemacht;*
aber negativ: *Was ist daran einzigartig, abgemagert zu sein? Ich habe doch andere Qualitäten, die ich zeigen kann. Ich brauche mich nicht über mein Äußeres zu definieren, ich habe auch innere Werte, die andere schätzen.*

Corinna: Motivationsbericht

... Meine Essstörung ist ein Ausdruck, ein Symptom meiner Probleme und Schwierigkeiten, mein Leben in die eigene Hand zu nehmen, sich um mich zu kümmern, Verantwortung für mich zu übernehmen.

Es ist eine böse Krankheit, die mich und auch die Menschen, die mich lieben und die ich liebe, befallen hat. Zugelassen habe ich es, dass sie etwas aus mir gemacht hat, was ich nicht wirklich bin und auch nie mehr sein möchte.

Noch so viele Menschen können versuchen, dir zu helfen, jedoch sind sie hilf- und machtlos gegen den Teufel »Essstörung«, es macht sie wie gelähmt, und mir selber tat es nur leid, sie so zu sehen. Diese Mischung aus Wut gegen mich, meine Wut gegen die unfähige Hausärztin und meine überforderte Therapeutin, die mich unter Druck setzten, war, was alles ins Rollen brachte, mich motivierte, ins Therapie-Centrum für Essstörungen (TCE) zu kommen. Es gab mir die Kraft und Stärke, mich allein auf die Suche nach Hilfe zu machen. Die einzige Möglichkeit zur Heilung und Rettung ist, alles selbst in die Hand zu nehmen. Danke, dass ich das erkannt habe. Alle Ratschläge, gut gemeinten Tipps und angebotenen Hilfestellungen meiner Umwelt wehrte ich meist vehement und aggressiv, auch manchmal traurig ab. Nichts und niemand konnte ran an den »Tumor Essstörung«, der sich in meinem Gehirn und Körper ausgebreitet und mich vergiftet hatte und über Jahre unentdeckt blieb. Unerkannt, verdrängt, von mir nicht wirklich wahrgenommen.

Die Magersucht hat mir den Zugang zu mir und meinen Bedürfnissen geraubt, mich aus meiner Mitte gerissen, meine Verbindung zwischen Körper, Seele und Geist durchtrennt, mein Zentrum zerstört, all das hat die Essstörung getan.

Jetzt sehe ich SIE als meinen kläglichen, erbärmlichen Hilfeschrei – als Armutszeugnis und Beweis der Selbstzerstörung.

Dennoch, das letzte Fünkchen Lebensenergie, Selbsterhaltungstrieb und Motivation zum Leben in mir konnte SIE nicht auslöschen. SIE ist zwar schuld daran, dass ich den Schritt ins TCE

gewagt und gefunden habe, als SIE mich fast zerstört hatte, aber es war IHR nicht möglich, mich daran zu hindern.
Schon nach den ersten Tagen harter Arbeit hier wächst genau dieser letzte kleine Funken. Ich merke, wie er – zwar langsam und mit einigen Auf und Abs, aber dennoch – größer und wärmer wird, sich hoffentlich zur Flamme und dann zu meinem großen Lebensfeuer entwickelt.
Seit Langem erfüllt mich mal wieder der Anflug von Stolz, ganz allein den Schritt getan zu haben, auf mich zu hören und die Bereitschaft, SIE, den so traurigen Hilfeschrei, zu bekämpfen und in Lebensfreude und Positives umzuwandeln. Meine Lebensmitte zu finden und mich neu zu entdecken, besser kennenzulernen. Mich mit einer tieferen Intensität wahrzunehmen und zu schätzen.
Ein harter Weg, der nie im Leben zu Ende ist, aber jetzt habe ich das Gefühl, den richtigen Pfad eingeschlagen zu haben.
Auch wenn die Schritte schwer und mühsam sind, so wird jeder einzelne Schritt bei fortschreitender Therapie von Tag zu Tag immer leichter und einfacher.
Zu Anfang der Therapie habe ich einen Pakt mit meinem gesunden Ich gegen die Essstörung geschlossen: Mein fester, unumstößlicher Entschluss lautet, mich auf alles und alle hier im Therapie-Centrum einzulassen und zu vertrauen – mir zu vertrauen.
In Momenten, in denen ich mit dem Gedanken spiele, alles abzubrechen oder auf der Stelle zu treten, nicht voranzukommen, denke ich an dieses Versprechen, an mich selbst zu glauben.
Es ist kein »Zuckerschlecken« hier, sondern sehr hart und anstrengend. Ich glaube, ich habe noch nie je zuvor härter an mir und für mich gearbeitet.
Ich glaube, es ist das erste Mal, dass mein ICH für mich, in meinem Leben die Hauptrolle spielt, die zentrale Quelle meiner Energien ist, um die sich alles dreht.
Ein neues, fremdes, manchmal beängstigendes Gefühl – aber es ist richtig!!
Ich habe mich und dadurch andere über Jahre belogen, mein

krankes Verhalten war eklig und abstoßend. Doch ich habe diesem »Monster« den Kampf angesagt, mit dem sicheren Bewusstsein, dass ich ihn, wenn auch mühsam und mit viel Ausdauer, Geduld und Stärke, gewinnen werde.
Der wachsende Erfolg meiner Gesundung wird mir ein neues, gesünderes, bewussteres, intensiveres und reicheres Lebensgefühl und Lebensglück bringen.
Ein ausgefüllteres Dasein, eine Existenz ohne die Dominanz und Präsenz dieser tückischen Krankheit, das ist es, wofür ich hier bin und alles gebe, den höchsten Einsatz für mich bringen werde.
Diese Chance für mich nutzen und nicht verspielen – all meine Energie in meine Gesundung stecken, das möchte ich. Denn nur als gesunde Corinna, die sich auch mag, akzeptiert und liebt, haben die Menschen, die mir wichtig sind, Anteil an meinem Leben.

Einige unserer Patientinnen haben im Rahmen unseres Therapiekonzeptes einen Abschiedsbrief an ihre Krankheit geschrieben. Diese Briefe sind so persönlich, als verabschiedeten sie sich von einem lieb gewordenen Menschen. Für die meisten war ihre Essstörung über Jahre Lebensinhalt und Lebenssinn, das heißt, die Essstörung ist zu ihrer Identität geworden und es wird deutlich, wie schwer es sein muss, die Krankheit aufzugeben. Für manche ist das unmöglich.

Stephanie: Mein Abschiedsbrief an die Magersucht

Du hast es zu weit getrieben, hast mich enttäuscht und mir wehgetan. Nun verschwinde, hau ab! Jahrelang habe ich unter deiner Herrschaft gelebt, eine Beziehung, die du Freundschaft nennst. Ich nenne sie Fronarbeit und Ausbeutung bis zum Exzess. Ich habe dir alles gegeben, habe deine Befehle perfekt ausgeführt, habe mein Leben dem deinigen untergeordnet. Ich habe gegeben, du hast nur genommen, hundertprozentige Aufmerksamkeit und Leistung waren dir nicht genug, nach oben hin war die Skala offen. Nie warst du zufrieden mit mir, hast ständig was an mir auszusetzen gehabt, hast mir alle Stärke und die ganze Lebensfreude genommen, hast meine Träume und Illusionen wie Seifenblasen zum Platzen gebracht. Aus dem glücklichen, lebensneugierigen jungen Mädchen ist eine verzweifelte, ängstliche und verhärmte junge Frau geworden, die sich fast für dich aufgeopfert hätte. Vor 8 Jahren haben wir uns kennengelernt, da warst du für mich da, in einer Zeit, in der ich hin und her gerissen war, zwischen Kind bleiben-Wollen und Erwachsenwerden. Einer Zeit, in der es nur Probleme und Ängste gab. Damals hast du mich mit deinen Versprechungen gelockt und mit deinen Komplimenten eingelullt. Hast mir schlicht und einfach den Kopf verdreht. »Du brauchst nicht zu essen wie alle anderen, du bist stark und etwas Besonderes«, hast du mir ins Ohr geflüstert. Von da an habe ich nur noch an dich gedacht, habe dir einen Platz, das heißt den wichtigsten Platz, in meinem Leben eingeräumt. Nichts, gar nichts, war mir wichtiger, als zu hungern. Wenn es mir schlecht ging, hast du mich getröstet und wieder aufgebaut. Wenn ich alleine war, warst du immer zur Stelle. Hast mit mir Kalorientabellen auswendig gelernt und mir Gymnastikübungen beigebracht. Du hast mir erklärt, dass essen Gift für meinen Geist und meine Seele ist. Und dass ich nur dann, wenn ich nicht esse, zu etwas Besonderem, Einmaligem, Großartigem werde. Mein Gott, wie naiv war ich! Nicht zu erkennen, wer du wirklich bist. Lange Zeit blieb deine Anwesenheit unentdeckt. Doch mit 16 Jahren hat meine Umgebung erstmals von deiner Existenz erfahren. Damals habe ich nicht kapiert, warum alle so geschockt waren. Heute verstehe ich ihre Reaktion. Spät, sehr spät, aber immerhin. Die vielen Klinikaufenthalte, die folgten, haben mich nicht von deiner Abartigkeit und Böswilligkeit überzeugen können. Für dich habe ich gelogen und betrogen. Habe Menschenunwürdiges ertragen, habe nichts Schlechtes auf dich kommen lassen. Wenn die Therapeuten mir ausreden wollten,

weiterhin mit dir und für dich zu leben, hörte ich einfach nicht hin. Ich war ganz und gar von dir überzeugt. Ich konnte und wollte nicht erkennen, dass du mich langsam, aber sicher zugrunde richtest. Dreimal bin ich dem Tod sozusagen wieder »von der Schippe gesprungen« und dreimal war ich zu blöd, um die Ernsthaftigkeit der Lage zu erkennen.
8 Jahre hatte ich Magersucht und dann kamen die Fressanfälle, die mich endgültig der letzten Würde beraubt haben, die ich noch besaß. O Gott, wenn ich mich an die Tage erinnere, in denen ich das Bett nicht mehr verließ und nur noch vor mich hinfraß, weiß ich vor Scham nicht mehr wohin. Mein Schamgefühl war bei null angekommen. Ich machte Schulden, ich log, ich stahl, ich verletzte mich und meine Familie. Ich kann es dir nie verzeihen, dass du mich so weit gebracht hast. Aber dann, als es offenbar wirklich beinahe aus mit mir war, habe ich den Sprung ins Ungewisse gewagt und habe mich im TCE angemeldet. Hier lerne ich, was wahre Freundschaft bedeutet, das heißt, unterstützt und gestützt zu werden. Hier sehe ich immer mehr, was du mir genommen hast und was ich ohne dich alles gewinne. Ich lebe wieder. Ich habe Menschen gefunden, die mir wichtiger sind, als du es jemals sein könntest. Hiermit sage ich dir klipp und klar, ich brauche dich nicht mehr. Du bist nicht mehr mein Lebensinhalt. Der Platz in mir gehört nicht wirklich dir, sondern mir allein. Ich habe Besseres zu tun, ich will leben. Auf nimmer Wiedersehen.

Friederike: Mein Abschiedsbrief an die Magersucht
Liebe Magersucht,
bestimmt ist dir aufgefallen, dass wir in letzter Zeit kaum mehr Kontakt zueinander hatten und ich mich von dir distanziert habe. Mein Rückzug von dir war bewusst, weil ich endlich Freiraum brauchte, um mir über einige Dinge in unserer innigen Beziehung klar zu werden. Tatsache ist, dass mir in diesen drei Monaten im TCE die Augen dafür geöffnet wurden, dass ich ohne dich einfach viel freier, unbeschwerter, unabhängiger,

weltoffener, glücklicher und zufriedener leben kann. Ich erinnere mich noch gut an die Zeit, in der wir uns kennengelernt haben. Du warst für mich da, als ich das Gefühl hatte, alle Menschen würden sich von mir abwenden und mein Leben hätte keinen Sinn mehr. Anfangs warst du noch ziemlich schüchtern und zurückhaltend, sodass eher ich die Initiative ergreifen musste. Wir haben uns gegenseitig ergänzt, weil du genauso wie ich das Gefühl hattest, die ganze Welt sei gegen uns. Ich hab jeden ignoriert, der mich vor deinem Einfluss gewarnt hat, weil du mir Halt gabst und ich von deiner Aufrichtigkeit überzeugt war. Doch jetzt wird mir klar, dass du mit der Zeit immer vereinnahmender und dominanter wurdest. Du hast dich auf alle meine Lebensbereiche ausgeweitet, mir den Kontakt zu jedem verboten, der mir außer dir wichtig war. Ich war überzeugt davon, dass nur du das Beste für mich wolltest und als liebevoller Partner froh warst, wenn es mir mal gut ging. Aber weißt du, was mir jetzt verdammt deutlich wird? Du hast deine ganze Energie und Lebensfreude für dich verwandt und mich immer mehr und mehr ausgesaugt. Du hast dich einen Dreck darum geschert, wenn ich jeden Tag wieder einen Büschel Haare in der Hand hatte oder wenn ich mir vor lauter Verstopfung nicht mehr zu helfen gewusst habe oder wenn ich vor Schmerzen in der Badewanne hätte schreien können, weil ich auf meinem Steißbein gesessen habe. Du warst nur glücklich, wenn es mir schlecht ging, damit ich nicht die Kraft dazu hatte, mich auf andere Dinge als auf dich zu konzentrieren. Ich zwang mich ständig dazu, schwach und gebrechlich auszusehen, aus Angst davor, du könntest mich verlassen. Denn durch dich und deine auffällige Konsequenz erhielt ich Aufmerksamkeit, viele haben mich bemitleidet und verschont, als sie gesehen haben, wie du mit mir umspringst. Aber weißt du was? In den drei Jahren unserer Beziehung hab ich mich immer nur verleugnet und dir untergeordnet. Wir beide liegen nicht im Geringsten auf einer Wellenlänge, auch wenn ich mir das anfangs eingebildet habe. Während du unheimlich streng, intolerant, oberflächlich, einfach ein kleiner dummer

Mitläufer bist, kann ich es jetzt gar nicht mehr erwarten, wieder Freundschaften zu knüpfen, mir selbst Liebe zu geben und all meinen Interessen ohne schlechtes Gewissen nachzugehen. Früher war ich oft neidisch, wenn ich dich zusammen mit anderen Mädchen sah, wie sehr ihr euch anscheinend geliebt habt. Doch wenn ich jetzt zurückblicke, wird mir umso mehr klar, dass du es bei jeder mit der gleichen Masche versuchst und keinerlei wahre Gefühle dahinterstecken. Du bist nur stark, wenn du andere auffressen und in deine Abhängigkeit ziehen kannst. Du lächerliches, armes Ding, du bist einfach ein kleiner mieser Schwächling, der ohne dieses feige Verhalten vor lauter Pessimismus und Beschränktheit in sich zusammenfallen würde.
Tja Magersucht, ich weiß, du wirst mir nachtrauern und mich zurückhaben wollen, weil du siehst, wie ich aufblühe und was ich für ein toller Mensch ohne dich sein kann. Aber mein Abschied von dir ist endgültig und mein Entschluss steht fest, ich will niemals so werden wie du und ein Leben mit dir ist mit meinen Zielen nicht mehr zu vereinbaren. Das war's, ich hab noch viel vor mir.
Tschüss, lass mich für immer in Ruh'.

Ines: Mein Abschiedsbrief an die Krankheit
Liebe Krankheit, es fällt mir verdammt schwer, aber ich muss es dir heute einfach sagen: Ich will dich niemals wiedersehen, du musst für immer aus meinem Leben verschwinden. Wenn ich die Therapie beendet habe, wird nämlich kein Platz mehr für dich sein, nirgends, weder in meinem Körper noch in meinem Hirn noch in meinen Gedanken oder in meinem Herzen. Alles wird restlos ausgefüllt sein mit Glück und guten Ideen und Gedanken an Freunde und Lachen und Spaß und Gesprächen und Spieleabenden und Spaziergängen und Malen und Zeichnen und Schreiben – da habe ich einfach überhaupt keine Zeit mehr für dich. Du musst das verstehen, du hast mich jetzt über zehn Jahre völlig für dich alleine gehabt und mich mit nichts und niemandem teilen müssen. Ich war ganz für dich da und, zugegeben, auch du warst immer für mich da, wenn es mir schlecht ging. Es

waren nicht nur schlechte Stunden mit dir, deshalb fällt es mir ja so schwer, dich ziehen zu lassen. Du hast mir Geborgenheit gegeben und Wärme und etwas, worauf ich mich den ganzen, quälend langen Tag freuen konnte. Es war ein so wunderbares, tröstendes und unheimlich befriedigendes Gefühl, wenn die Schokolade süß und verboten die Kehle hinuntergeglitten ist und mir inwendig Streicheleinheiten verpasst hat, die mein Körper sonst nur selten bekommen hat. Du warst meine Freundin und hast mir das Gefühl gegeben, nicht alleine zu sein. Du hast mich in der Illusion gewiegt, zumindest einen Bereich in meinem Leben wirklich steuern zu können, einen Bereich, der mir ganz alleine gehört. Du, Fress-Brech-Sucht, hast es mir ermöglicht, Unmengen Seelentröster in mich rein zu schlingen, ohne wirklich fett zu werden, sodass niemand etwas gemerkt hat und ich am nächsten Tag wieder wie gewohnt funktionieren konnte. Du, Fress-Brech-Sucht, hast mich gelehrt, auf andere, die tagsüber etwas Hochkalorisches gegessen haben, mit Verachtung blicken zu können, wenn ich an meinem Apfel oder meiner Breze gekaut habe. Die neidischen Kommentare »Isst du nichts?« haben mich erfreut, ich fühlte mich überlegen und konnte mir in aller Ruhe ausmalen, welche tollen, teuren Süßigkeiten ich mir heute Abend reinziehen würde. Das alles ging jahrelang gut mit uns, manchmal war unsere Beziehung auch gar nicht so innig, es gab Phasen, da dachte ich, du kehrst nie mehr zurück, und – ehrlich gesagt – ich habe dich eine Zeitlang auch gar nicht vermisst. Doch wenn ich dich dann wieder gebraucht habe, warst du sofort zur Stelle.

Warum, wirst du dich jetzt fragen, habe ich jetzt plötzlich genug von dir??

Ich erkläre es dir: Irgendwann, es muss so ein Jahr her sein, hat sich all das Schöne, was ich in den Jahren zuvor mit dir erlebt, empfunden habe, in Horror verwandelt. Nicht nur, dass du mich in den finanziellen Ruin getrieben hast, mit deiner Forderung nach teuersten Süßigkeiten und Leckereien. Zum anderen hast du ein seelisches und körperliches Wrack aus mir gemacht. Als Erstes negativ aufgefallen ist mir, dass ich nach den mehrmals

am Tag geplanten Schokoladenberg-Kotzeimer-Orgien nicht mehr abgenommen, sondern jedes Mal ein wenig mehr gewogen habe. Mein Körper hatte überhaupt keine Kraft mehr, den ganzen Schokoeiskekseschleim wieder nach oben zu transportieren, ich war so erschöpft und müde, dass ich oft mit den Zehntausenden von Kalorien im Leib eingeschlafen bin (das Chaos im Zimmer konnte ich dann nicht mehr aufräumen, weshalb ich auch äußerlich immer mehr verkommen bin).
Du hast plötzlich angefangen, meinen Körper nicht jung und schlank und schön zu erhalten, sondern Stück für Stück begonnen, ihn zu vernichten: So fielen mir die Haare aus (ich habe mit 25 Glatzenansatz am Hinterkopf, du Miststück von einer Krankheit!!!!!!!). Meine Fingernägel brechen und splittern, wenn ich sie nicht megakurz schneide, ich habe ständig Magen-, Bauch- und Rachenschmerzen, meine Immunabwehr existiert faktisch nicht mehr (ich bin permanent erkältet und zu nichts mehr fähig). Mein Gesicht ist aufgequollen, um den Mund und Nase habe ich scharfe Falten (vom qualvollen Mundaufreißen beim Kotzen), meine Augen sind ständig gerötet. Aber das Allerschlimmste: Meine Zähne sind von der Magensäure so angegriffen und zerstört, dass ich nur mit sündteuren Inlays (die die Kasse übrigens nicht bezahlt) überhaupt noch vernünftig kauen kann. Ich lebe in der Angst, bald ein Gebiss zu haben. Du hast mich von dir völlig abhängig gemacht, das hast du schleichend und sehr geschickt gemacht, ich habe es gar nicht gemerkt, dass ich nicht mehr ohne dich leben konnte, ich habe nur noch an dich gedacht, den ganzen Tag lang, war zu nichts anderem fähig, eine Existenz ohne dich stellte ich mir gar nicht erst vor. Unsere Zweisamkeit hat es mir erspart, Konflikte mit Menschen austragen zu müssen, mit Menschen, denen ich mich mühsam hätte öffnen müssen, die mich eventuell kritisiert hätten und in die ich Zeit und Gefühle hätte investieren müssen, die hätten herausfinden können, wie schlecht und langweilig ich wirklich bin. Das hast du mir zumindest erfolgreich eingeredet – aber du hast wohl nicht damit gerechnet, dass ich unseren strengen Geheimhal-

tungsvertrag brechen würde und einem Menschen von dir erzählen würde. Ich habe meiner besten Freundin von dir erzählt und sie riet mir zu einer Therapie. Im Internet fand ich die Adresse vom TCE und du hast gebibbert, als ich das erste Mal dort angerufen habe. Dann hast du mir noch zweimal eine Krankheit verpasst, damit ich die Gesprächstermine versäume und das tue, was ich immer getan habe, nämlich aufgeben, wenn etwas nicht sofort klappt. Aber ich habe es trotzdem geschafft und jetzt bin ich hier und hier hast du keinen Zutritt. Du hast anfangs noch Macht über mich gehabt und versucht, mich durch Rückfälle und Fressgedanken zu dir zurückzuzwingen. Aber du hast es wahrscheinlich selbst gemerkt, meine Abhängigkeit schwindet mit jedem Tag, ich denke zwar schon noch hin und wieder an Schokolade, aber ich habe schon so lange keinen Rückfall mehr gehabt, dass ich gar nicht weiß, wann das war. Und mit den Fressgedanken und den Schokoladenregalen im Supermarkt kriegst du mich nicht weich, ich bin jetzt so viel stärker als du und deine hässlichen Einflüsterungen. Ich höre dir einfach nicht mehr zu, wenn du von Kalorien und Wabbelbäuchen keifst. Du Zerstörerin, du falsche Freundin, versuche nicht mir einzureden, es habe doch auch schöne Momente gegeben in unserem Leben. Du weißt, das war alles nur Illusion und hatte nichts mit einem normalen Leben zu tun, du hast ignoriert, wie sehr ich am Schluss gelitten habe.

Du musst jetzt nicht zusehen, wie ich mich verändere, wie ich Freunde und Freude am echten Leben gewinne. Dabei musst du nicht zusehen, denn du wirst mich niemals wiedersehen. Hiermit verbanne ich dich, Fress-Brech-Sucht, aus meinem Leben. Du wirst dich mir nie wieder nähern, mein Gedankengericht beschließt hiermit, dass du mir niemals mehr näher als auf zehntausend Kilometer kommen darfst, du hast bei mir Hirn- und Hausverbot. Nimm deinen Kotzeimer und den Schokoladenhaufen und verschwinde!!!!

Ich hoffe sehr, du findest keine andere »Freundin«.

Dann wirst du sterben, denn du kannst nur überleben, wenn ein

Mädchen dich in ihrem Körper und ihren Gedanken hausen lässt und allen anderen Bewohnern kündigt.
Ich wünsche dir den Tod, nicht mir selbst, auf nimmer Wiedersehen.

Susanna: Mein Abschiedsbrief an die Krankheit
Liebe Sucht,
du hast mich jetzt sechs Jahre meines Lebens begleitet und wahrscheinlich warst du auch schon früher bei mir. Du hast mir in so vielen schlimmen Tagen zur Seite gestanden. Wenn ich nicht mehr weiterwusste, warst du da. Du warst die treueste meiner Freundinnen. Egal, was ich getan habe, auf dich konnte ich mich verlassen. Du hättest mich nie allein gelassen oder mich verletzt. Du hast mir geholfen, die Fassade aufrechtzuerhalten? Mit dir konnte ich nach außen stark sein, weil du meine heimliche Stütze warst. Wofür brauchte ich Freunde und Eltern, die mich nicht verstanden. Du hast mich immer verstanden. Du hast nie gesagt: »Steigere dich da nicht so rein. Es ist doch nicht so schlimm. Dir geht es doch gut!« Du hast mir geholfen, mit meinen »überschwänglichen« Gefühlen fertig zu werden, die andere nur abgetan haben. Wir zwei konnten so schöne Abende miteinander verbringen, leere Stunden füllen. Der Umgang mit anderen war oft so anstrengend und auch manchmal schmerzhaft. Du hast mich nie beleidigt oder hast dich über mich lustig gemacht. Dir war es auch egal, wie ich aussehe. Wenn ich mich nicht mehr vor die Tür gewagt habe, weil ich mich so hässlich fand, konnten wir uns die Zeit vertreiben. Mit dir konnte ich mich entspannen. Endlich mal nichts mehr denken. Mich fallen lassen. Das konnte ich sonst nie, bei niemandem, nicht mal bei meinem Freund. Schon gar nicht beim Sex. Die einzige Entspannung warst du. Du warst meine Flucht, mein Vergessen, mein starker Arm, mein Seelentröster. Ein Betäubungsmittel. Eine Droge.
Jetzt merke ich aber, dass ich dich nicht mehr will. Dass du mich kaputt gemacht hast. Deine Gegenwart hat mich isoliert. Du stellst dich zwischen mich und die Menschen, die mir nahe sind.

Du duldest keine Freunde neben dir. Das werde ich nicht mehr zulassen. Der Preis für deine Zuwendungen ist mir zu hoch. Deine Freundschaft ist gefährliche Augenwischerei. Durch dich werde ich immer einsamer, immer verletzlicher, immer trauriger. Du hilfst mir nicht. Du bringst mich langsam um. Für das kurze Vergessen, für die paar schönen Stunden forderst du mein ganzes Leben. Mein Leben gehört aber nur mir. Ich bestimme ganz allein darüber. Ich will gar nicht mehr von dir betäubt werden. Ich will wieder fühlen und denken. Und wenn das nicht immer schön ist, nehme ich es in Kauf. Nein, ich freue mich sogar darauf. Ich habe mich entschieden, mich von dir zu trennen, weil du mich davon abgehalten hast, zu leben. Und ich will leben. Auch wenn du das nicht akzeptieren kannst und immer wieder zu mir kommst, ich werde dich wieder wegschicken. Und wenn ich mir in schwachen Momenten deine Nähe wünsche, werde ich mich an deine schlechten Seiten erinnern, gegen die Sehnsucht kämpfen, weil ich weiß, dass es mich zerstört, wenn ich nachgebe.

Geliebte Sucht, treue Freundin, hiermit trenne ich mich von dir. Ich mache Schluss mit der jahrelangen Quälerei. Ich brauche dich nicht mehr. Ich will dich nicht mehr. Ich wähle das Leben und die Freiheit. Ich will aufstehen und meine eigenen Schritte machen. Geh mir aus dem Weg!!!

Im Folgenden nehmen wir einen Text auf, der einen Weg in die Magersucht und aus der Magersucht beschreibt. Es sind Auszüge aus dem Buch *Fleischmarkt* von Laury Penny. Die britische Autorin hat ihre Krankheit in ihrer Heimat erlebt und überwunden. Ihre Gedanken und Überlegungen sind identisch mit den Gedanken und Überlegungen unserer Patientinnen. Uns wird dabei deutlich, dass Essstörungen sich im Kopf abspielen, unabhängig davon, wo auf der Welt Betroffene aufwachsen:

»Ich kann mich an den genauen Moment nicht mehr erinnern, in dem ich süchtig danach wurde, die Nahrungsaufnahme zu vermeiden. Mit 16 war ich unglücklich in der Schule, meine Eltern ließen sich scheiden, und das Drängen meiner Bedürfnisse, nicht nur nach Essen, sondern auch nach Liebe, Sex, Arbeit, Aufregung – ganz normale menschliche Bedürfnisse, die man mir als gefährlich und schlimm vermittelt hatte –, machte mich krank.

Ich beschloss, dass es einfacher wäre, mich dazu zu trainieren, überhaupt nichts mehr zu wollen. Zuerst verabschiedete ich mich von Schokolade und anderen Leckereien, dann von Kohlenhydraten und Milchprodukten, dann von Frühstück, Mittagessen und Abendessen.

Als mein jugendlicher Babyspeck anfing zu schwinden, gratulierten mir Freunde und Familie zu meiner neuen Figur, was die Botschaft, dass gute Mädchen nicht essen, verstärkte. Ich fühlte mich leicht, rein und tugendhaft. Es fühlte sich gut an, und ich wollte mehr davon. Ich begann, nach der Schule stundenlang anstrengenden Sport zu treiben, um noch mehr Kalorien zu verbrennen, und kritzelte mir das Motto der Supermodels ›Nichts schmeckt so gut, wie Dünnsein sich anfühlt!‹ in die Hand, das mich daran erinnern sollte, dass es ein Zeichen von Schwäche wäre, den schrecklichen Hungergefühlen nachzugeben. Zu dieser Zeit war ich 17 und lag im Krankenhaus, weil ich so unterernährt war, dass ich weniger wog als eine Vierjährige.

Da Essstörungen mit der Mode in Verbindung gebracht werden, ist es leicht zu glauben, Anorexie sei eine glamouröse Krankheit, eine Entscheidung für einen bestimmten Lebensstil, die von reichen oder berühmten Frauen getroffen wird, nur um dünn genug für die angesagten Klamotten der nächsten Saison zu sein. Aber es ist überhaupt nicht glamourös, jede wache Sekunde so hungrig zu sein, dass du kaum stehen kannst. Kein einziges Mal während meiner Erkrankung, wenn ich über einer Bahnhofstoilette kauerte, um mit zwei Fingern im Hals die zu schleimigen Klumpen gewordenen Cracker wieder rauszuwürgen, die mein Abendessen gewesen waren, dachte ich dabei: ›Hey cool, ich lebe meinen Traum!‹

Die Wirklichkeit des Lebens mit Magersucht ist sehr weit entfernt von einem Laufsteg. Das tägliche Gewürge und die Quälerei einer Essstörung sind nicht nur ekelhaft, sondern auch total öde. Meine kleine Schwester, die damals zwölf war, sagte mir: ›Du warst überhaupt nicht lustig, als du krank warst. Du hast immer nur übers Essen geredet, und selbst wenn nicht, dann war klar, dass du daran dachtest. Ganz ehrlich: Es war einfach trist, mit dir im selben Raum zu sein. Du warst nicht du selbst.‹

Wenn du magersüchtig bist, schrumpft die Welt auf die Größe eines Tellers. Du ziehst dich von Freunden und der Familie zurück, vergisst Musik, Bücher und Politik, die dir früher wichtig waren, du kannst dich auf nichts anderes konzentrieren als auf die Frage, wo das nächste Essen nicht herkommt. Du sagst dir selbst, dass nichts so gut schmeckt, wie Dünnsein sich anfühlt, aber wenn du es geschafft hast, wahnsinnig dünn zu sein, hast du die Fähigkeit, überhaupt etwas zu fühlen, vollständig verloren.

Im Krankenhaus war es furchtbar: die ungemütliche Station, die endlosen ärztlichen Untersuchungen, die Schlösser in den Türen. Die junge Frau im Zimmer nebenan hieß Lianne und hatte vor ihrer Erkrankung eine vielversprechende Laufbahn als Chemikerin eingeschlagen. Sie verbrachte ihre Tage damit, Bilder von Fotomodellen auszuschneiden und in ihr Sammelalbum zu kleben, während sie am Tropf hing.

Nach meiner ersten Woche im Krankenhaus riss sich Lianne den Schlauch für die künstliche Ernährung raus und rannte aus der Station, fest entschlossen, ihrem Leben ein Ende zu setzen. Sie war so schwach, dass sie im Bus in die Innenstadt zusammenbrach. Als ich den Krankenwagen unter meinem Fenster anhalten sah, der Lianne zurück ins Krankenhaus brachte, wurde mir klar, dass ich die Wahl hatte: Ich konnte mich dafür entscheiden, krank zu bleiben und wie Lianne zu werden, also ein vertrocknetes und beschädigtes Halbleben zu leben, das aus Krankenhausaufenthalten und Phasen des Hungerns besteht, oder ich konnte es wagen, über die Möglichkeit eines anderen Lebens nachzudenken. An diesem Abend verzehrte ich mein erstes richtiges Abendessen seit mehr als zwei Jahren.

Wieder zu essen ist extrem schwierig, wenn ein Teil von dir denkt, dass du es verdienst, zu hungern. Und es ist noch schwieriger, wenn du umgeben bist von Bildern, auf denen Frauen gezeigt werden, die genauso dürr und elend aussehen wie du, und wenn diese Frauen als Ideal hingestellt werden, dem du nacheifern sollst. Je weicher und weiblicher mein Körper wurde, desto überdimensionierter fühlte ich mich. Ich verglich mich mit den perfekten Models auf den Coverseiten der Illustrierten und das Fleisch und der Gestank meines neuen Körpers ekelten mich an. Aber irgendwie, aus schierer Sturheit, hielt ich durch. Egal, wie abgestoßen ich mich fühlte, ich aß meine Mahlzeiten mit der freudlosen Effizienz eines Roboters. Ich hatte beschlossen, etwas zu finden, das besser schmeckte als Dünnsein.

Die Genesung nach einer Essstörung ist schwierig zu messen, denn es gehört so viel mehr dazu, als Gewicht zuzulegen: Du musst dich selbst davon überzeugen, dass du einen Platz auf der Welt verdienst, und außerdem die ganze Unordnung, den Hunger deines Fleisches, deines Geistes, deine Lust und deinen Ehrgeiz aushalten. Selbst wenn du deinen normalgewichtigen Körper so sehr hasst, dass du am liebsten Stücke aus ihm herausreißen möchtest, musst du aufstehen, deine Mahlzeiten essen und deinen Alltag bewältigen. Du musst lernen, diese drei schrecklichen kleinen Wörter auszusprechen: Ich habe Hunger.

Heutzutage bin ich immer hungrig – manchmal auf ein

Sandwich, manchmal auf Sex oder Arbeit oder Reisen oder auf eine Veränderung; manchmal möchte ich einfach nur jemanden umarmen. Ich habe gelernt, dass es in Ordnung ist, kein liebes kleines Mädchen zu sein, dass es in Ordnung ist, Regeln zu brechen, selbst wenn man dir sagt, dass du so wenig Raum wie möglich einnehmen sollst. Ich weigere mich, mich so klein zu machen, dass ich in das enge und erstickende Korsett passe, das die Gesellschaft für junge Frauen bereithält. Von Zeit zu Zeit vermisse ich meine Essstörung noch. Ich vermisse das Gefühl der Kontrolle, das sich einstellt, wenn die Vermeidung von Nahrung dein höchstes Ziel ist. Aber heute, drei Jahre nach meiner Genesung, habe ich einen Studienabschluss, eine Karriere und einen riesigen Appetit auf Abenteuer. Ich bin hungrig, zu hungrig, um umzukehren, zu gierig und zu unersättlich, um mich zu unterwerfen und mich erneut zu reduzieren. Ich bin hungrig, immer noch hungrig. Aber das Fleisch und die Enttäuschungen des echten Lebens schmecken besser, als Dünnsein sich je angefühlt hat.

Penny, Laurie (2012): Fleischmarkt. Weibliche Körper im Kapitalismus. Hamburg (Edition Nautilus). S. 58 ff.

Laurie Penny macht eine wichtige Aussage: »Ich konnte mich dafür entscheiden, krank zu bleiben und wie Lianne zu werden, also ein vertrocknetes und beschädigtes Halbleben zu leben, das aus Krankenhausaufenthalten und Phasen des Hungerns besteht, oder ich konnte es wagen, über die Möglichkeit eines anderen Lebens nachzudenken.« Laurie Penny hat es gewagt, ihre Krankheit zu überwinden, obwohl der Weg in die Gesundung, wie wir lesen können, mehr als beschwerlich war.

Auch unsere Patientinnen, die hier zu Wort gekommen sind, haben sich für eine Behandlung entschieden und sind den steinigen Weg aus der Krankheit mit Erfolg gegangen – auch wenn für einige das Zunehmen eine große Qual war, und das über Jahre.

Laura berichtet:

Gesund werden? – Ja! – Aber nur, wenn ich nicht zunehmen muss!!!
Das war jahrelang die einzige Option für mich, die Krankheit aufzugeben.
Als ich mit 15 Jahren das erste Mal in eine Klinik kam, hatte ich mit einem Gewicht von 38 kg bei meiner Größe einen BMI von ca. 12. Zu diesem Zeitpunkt war ich sehr stolz auf meine Leistung, da ich es endlich geschafft hatte, unter die 40 kg zu kommen. Obwohl die Ärzte sehr besorgt um meine Gesundheit waren und meinen Zustand als lebensbedrohlich einstuften, wollte und konnte ich nicht einsehen, dass ich zunehmen muss. Ich hatte mir so oft vorgenommen, ein bisschen mehr zu essen, wenn ich nachts nicht einschlafen konnte, weil ich Angst hatte, am nächsten Tag nicht mehr aufzuwachen. Doch die Angst vor der Gewichtszunahme und das unheimlich schlechte Gewissen waren immer stärker als die Angst, zu sterben. Heute macht es mich unheimlich traurig, wenn ich zurückdenke und merke, welche Macht die Krankheit über mich hatte und wie viele Jahre meiner Jugend sie mir weggenommen hat.
Während meines ersten Aufenthaltes in der Klinik habe ich schließlich zwei Kilo zugenommen, da ich mich von Flüssignahrung ernähren musste. Diese zwei Kilo kamen mir schon mehr als genug vor. Mit jedem Gramm, das ich zunehmen musste, wurde mein Körpergefühl schlechter und ich fand meinen Körper immer fetter und abstoßender.
Bei meinem 2. Klinikaufenthalt wurde mein Zielgewicht auf 60 kg festgelegt.
Allein bei dem Gedanken daran bekam ich Panik und schreckliche Angst. Bei der Vorstellung, mich auf die Vereinbarung einlas-

sen zu müssen – 20 Kilo zunehmen zu müssen –, verspürte ich nichts als Hass auf die Klinik und meine Eltern und ebenso auf mich. In meinen Augen gab es kein normal. Es gab nur dünn und dick, normal war in meinen Augen fett. Ich bekam nachts ständig Albträume. Plötzlich sollte ich das, worauf ich so lange hingearbeitet hatte, worauf ich stolz war, was mich immer ausgezeichnet hatte und wofür ich immer Aufmerksamkeit bekommen hatte, aufgeben ... Damals dachte ich, dass mich alle für meine Figur und meine Disziplin bewundern und auch gerne so dünn wären wie ich. Wurde ich von Leuten angeschaut, dachte ich, dass sie mich um meine Figur beneiden. Heute, wenn ich selbst krankhaft dünne Menschen sehe, weiß ich, wieso die Leute mich damals immer so angestarrt haben ... sicherlich nicht aus Bewunderung, sondern eher aus Mitleid und weil sie sich abgestoßen gefühlt haben. Damals dachte ich jedoch, dass mir der einzige Sinn in meinem Leben genommen wird. Mir blieb nicht viel übrig, da ich noch nicht volljährig war und mich meine Eltern zur Therapie gezwungen haben. Ich hatte eine unglaubliche Wut auf sie und konnte nicht verstehen, wieso sie mir das alles nur antun. Heute weiß ich, dass sie selbst verzweifelt und überfordert waren und mir damit wahrscheinlich das Leben gerettet haben.

Das viele Essen und die regelmäßige Gewichtszunahme empfand ich als reine Quälerei. Für jedes Gramm, das ich zunahm, hasste ich mich noch mehr. Nach jedem Essen hatte ich das Gefühl, als hätte ich etwas Schlimmes verbrochen. Ich bestand nur noch aus schlechtem Gewissen und wusste nicht, wie ich mit meinen Selbstabwertungen umgehen sollte. Ich hatte inzwischen zehn Kilo zugenommen. Wie ich mich damit fühlte, schien niemanden zu interessieren. Ich kam mir sowieso schon vor wie ein Elefant und sollte noch mal so viel zunehmen. Irgendwann wurden der Druck und der Selbsthass zu hoch und ich suchte nach einer Möglichkeit, mit alldem klarzukommen. Ich begann, mich selbst zu verletzen. So konnte ich mich endlich für all meine »Sünden« und verbotenen Lebensmittel, die ich gegessen hatte, bestrafen und gleichzeitig meinen innerlichen Druck abbauen. Ich wollte damit nicht nur mich, sondern auch meine Eltern bestrafen. Irgendwann hat mich meine Motivation total verlassen und ich begann noch in der Klinik, wieder abzunehmen. Ich ließ Essen verschwinden, schüttete die Flüssignahrung, die ich trinken musste, in die Toilette und weigerte mich, die Portionen aufzuessen. Ich nahm alle negativen Konsequenzen, die darauf folgten, wie unter anderem Therapieentzug und Besuchsverbot, in Kauf. Ich glaube, das war so ziemlich die schlimmste Zeit in meinem Leben, in der ich isoliert nur vor mich hinstarren konnte. Ich wollte und konnte einfach nicht mehr. Da auch die Ärzte mit mir offensichtlich überfordert waren, wurde ich entlassen. Heute weiß ich, dass es bei der Magersucht um viel mehr als um die Figur und das Gewicht geht und dass eine reine Gewichtszunahme nicht ausreichend ist, um die Krankheit loslassen zu können. Nach meiner Entlassung nahm ich zu Hause binnen Kurzem alles wieder ab.

Es dauerte noch mehrere Jahre einschließlich ambulanter, teilstationärer und stationärer Behandlungen, bis ich begriff, dass ich im Vergleich zu Gleichaltrigen ein tristes Leben lebe, eigentlich gar nicht lebe und dass es allerhöchste Zeit war, mir helfen zu lassen. Die Hilfe, die mich endlich und endgültig Abschied nehmen lässt von der Magersucht und mich auf den Weg zu einem altersentsprechenden Leben bringt, habe ich im TCEforum gefunden. Ich weiß, dass ich in Gefahr war, mich mit meinem erstarrten Leben und immer wiederkehrenden Klinikaufenthalten abzufinden und einzurichten, ohne jemals gelebt zu haben. Jetzt beginne ich, in der Gruppentherapie wahrzunehmen, was Leben heißt, mit Höhen und Tiefen, mit Erfolgen und Misserfolgen, mit Lust und Freude, aber auch mit Schmerz und Trauer, und das Wichtigste ist, ich bin nicht mehr allein!

Wir gehen davon aus, dass einige Leserinnen und Leser schon eine Behandlung hinter sich haben, andere auf einen Therapieplatz warten oder vielleicht noch unentschlossen sind, ob sie eine Behandlung in Anspruch nehmen wollen. Es ist auch möglich, dass sich manche fragen, ob sie überhaupt »krank«

sind oder krank genug, um einen Therapieplatz in Anspruch zu nehmen.

Allen, die sich mit sich selbst auseinandersetzen wollen, empfehlen wir, vor dem Hintergrund der bisherigen Kapitel sich selbst entsprechende Fragen zu stellen und womöglich ein eigenes »Therapiebuch« mit schriftlichen Aufzeichnungen zu beginnen. Besonders hilfreich ist es, über die eigene Lebensgeschichte nachzudenken und zu schreiben. Schriftliche Aufzeichnungen können keine Therapie ersetzen, sind aber eine wertvolle Hilfe während einer Behandlung und auch danach. Sie sind ein fester Bestandteil unseres Behandlungskonzeptes.

Über neue Ziele und andere Lebensbedingungen denkt ein Mensch oft nach, wenn er an einer bedeutsamen Wende steht, etwa vor einem wichtigen Ereignis am Anfang oder Ende eines Lebensabschnittes. Jede schwere Krankheit kann eine solche Wende bedeuten, umso mehr, wenn es sich um eine psychosomatische Krankheit handelt, als die wir die Essstörungen begreifen. Es gehört sogar zu den notwendigen Voraussetzungen ihrer Überwindung, dass die von der Krankheit betroffenen Menschen über sich und über ihr Leben umfassend nachdenken. Insofern könnte die diagnostizierte und behandelte Essstörung auch die Chance für ein bewussteres, reicheres Leben werden. Die Therapie setzt bei den Patientinnen einen Bewusstseinsprozess in Gang, der schließlich über den Bereich Krankheit/Gesundheit hinausgeht.

Es ist sicher nichts Außergewöhnliches für junge Menschen, die über gewisse intellektuelle Fähigkeiten verfügen, zwischen ihrem 15. und 25. Lebensjahr über sich und den Sinn des Lebens zu reflektieren. Aber jemand, der in Gefahr war, den Sinn seines Lebens zu verfehlen, weil er sich selbst systematisch zerstört hat und die kreatürliche Angst vor dem Tod und die möglichen Abgründe des Menschseins an sich selbst erfahren hat, wird, wenn er der akuten Gefahr entronnen ist, konkreter über sich und sein Leben nachdenken und seine Umwelt anders verstehen lernen als ein Gesunder. Menschen, die sich nur als abhängig erfahren haben, gewinnen und erleben ein neues Selbstverständnis, wenn ihnen die eigene Fähigkeit, Selbstständigkeit und Freiheit bewusst geworden sind, wenn sie erfahren, wie viel mehr wert es ist, vertrauensvolle Beziehungen einzugehen, als in Einsamkeit und Isolation danach zu streben, dünner zu werden als das dünnste Model.

IV. Essen lernen

»Bei Essstörungen geht es meiner Erfahrung nach nie um das Verhältnis des Kindes zum Essen, sondern um sein Verhältnis zu sich selbst, zu seinen Angehörigen und zum Leben an sich.« Dieser Einschätzung von Jesper Juul können wir ohne Vorbehalt zustimmen.

Trotzdem müssen junge Menschen, die an einer Essstörung leiden, lernen, vernünftig mit Nahrung und Essen umzugehen. Damit der Vorsatz, zu essen, nicht eine weitere flüchtige Episode in der Krankengeschichte bleibt, empfehlen wir, einige, am besten schriftliche, Überlegungen voranzustellen: Warum will ich zu- oder abnehmen? Was stelle ich mir als realistisches Zielgewicht vor? In welcher Zeit will ich dieses Ziel erreichen?

Dazu ist es notwendig, das eigene Essverhalten möglichst selbstkritisch zu analysieren – so, wie zum Beispiel eine essgestörte Patientin eine andere sorgfältig beobachten würde!

Verhaltenstherapeutische Arbeitsmodelle

Unsere therapeutische Aufgabe sehen wir darin, den Betroffenen deutlich zu machen, dass sie es sind, die sich essgestört verhalten (hungern, Nahrung verschlingen, erbrechen), und dass sie es sind, die dieses Verhalten aufgeben müssen, wollen sie die Krankheit überwinden.

Nicht wir Ärzte oder Therapeuten können heilen, sondern die Betroffenen selbst müssen Fehlverhalten verlernen und »gesundes« Verhalten neu lernen. Allerdings ist es Aufgabe der Therapeuten, zu motivieren und Mut zu machen und nach konstruktiven Alternativen zu den selbstzerstörerischen Essstörungen zu suchen. Sie müssen begreiflich und transparent machen, wie und warum es zu dem Fehlverhalten gekommen ist, und welche Möglichkeiten und Wege es gibt, Verhalten, Denken und Wahrnehmen zu verändern. Als Basis für eine konstruktive Zusammenarbeit zwischen Therapeuten und Patientinnen halten wir es für unumgänglich, zu signalisieren, wie schwer es sein muss, eine Krankheit aufzugeben, die über lange Zeit Lebenssinn und -inhalt war.

Voraussetzung für ein eigenverantwortliches Handeln der Patientinnen und Patienten ist ein umfangreiches Wissen um die eigenen Probleme und Krankheitssymptome sowie deren aufrechterhaltende Bedingungen. In den neuen Konzepten verhaltenstherapeutischer Gruppenarbeit nehmen Informationsvermittlung und sogenannte psychoedukative Ansätze einen zentralen Raum ein. Die Weitergabe vorhandenen Wissens über Entstehung, Verlauf und Behandlung psychischer Störungen an diejenigen, die es betrifft, ist der wesentliche Aspekt, der »die moderne Verhaltenstherapie von den übrigen Psychotherapieverfahren grundlegend unterscheidet«.

Essgestörte Patientinnen sind in aller Regel gefährlich lange nicht motiviert, ihr Fehlverhalten aufzugeben, auch dann nicht, wenn die positiven Aspekte der Krankheit wie Bewunderung, Macht und Stärke längst in den Hintergrund getreten sind und die negativen Konsequenzen der Krankheit (Einsamkeit, Isolation, Depression, körperliche Beschwerden) das Leben beherrschen. Die Aufgabe der Symptome ist für viele Betroffene verbunden mit extremer Angst, das Einzige, was sie zu besitzen glaubten und über das sie Kontrolle ausüben konnten, hergeben zu müssen. »Mein Körper, der hat mir gehört, und mit dem konnte ich machen, was ich wollte, und wenn ich mich zu Tode gehungert hätte, da konnten mir meine Eltern nicht dreinreden.«

Absolute Transparenz im therapeutischen Vorgehen fördert nach unserer Überzeugung und Erfahrung das Vertrauen essgestörter Menschen für ein therapeutisches Arbeitsbündnis und die Motivation, krankheitsspezifisches Denken, Glauben und Verhalten zu verändern.

Wir sehen unter anderem in dem ABC-Störungsmodell der rational-emotiven Therapie (RET) ein praktikables Arbeitsmodell zur kognitiven Umstrukturierung. Das Modell macht Auswirkungen angemessener und unangemessener Gedanken und Überzeugungen auf Verhalten und Gefühle transparent. Nicht die aktivierenden oder konkreten Ereignisse (A) in unserem Leben führen zu Konsequenzen (C) auf der Gefühls- oder Verhaltensebene, sondern unsere persönliche, subjektive Bewertung (B) einer Situation oder eines Ereignisses:

A (activating events) Auslösende (aktivierende) Ereignisse	B (beliefs) Bewertungen	C (consequences) Konsequenzen Überzeugungen
Beispiele		
Keine SMS	Niemand denkt an mich. Niemand mag mich. Ich werde immer allein sein.	Fressanfall
Nur 13 statt 15 Punkte in der Klausur	Ich kann nichts. Ich bin eine Versagerin. Wenn ich durchfalle, bin ich verloren. Das Einzige, was ich kann, ist hungern.	Nulldiät Joggen

Bewertungen (B) lassen sich nach Ellis in rationale und irrationale Bewertungen einteilen. Irrationale Bewertungen können zum Beispiel durch ein sogenanntes dichotomes Denken, das heißt durch extreme Beurteilungskriterien (schwarz oder weiß, gut oder schlecht) entstehen. Denn durch ein solches Denken neigen wir zum Katastrophisieren (es wird schiefgehen, ich werde versagen) oder zum Übergeneralisieren (immer, jedes Mal, niemals). Irrationale Bewertungen sind nicht wahr, stellen eine Forderung dar, führen zu gestörten Gefühlen, sind ein Hindernis für die Erreichung eines Ziels und können sogar zu psychischen Störungen führen.

Es ist lohnend, Gedanken, die meist automatisch ablaufen, mittels des ABC-Modells auf reale oder irreale Bewertungen hin zu überprüfen und die irrealen zu überdenken. So ist es möglich, die irrealen Bewertungen in reale umzuwandeln, und dadurch auch die negativen Konsequenzen (C) in positive zu verwandeln.

A	Meine Freundin (die sehr schlank ist) sagt, dass sie sich zu dick findet	
B	*negativ (irrational)* Wenn sie sich dick findet, wie findet sie dann erst meine Figur! Ich bin auch nicht schlanker als sie, ich bin auch zu dick.	*positiv (rational)* Die meisten Jungen und Mädchen bemäkeln ihre Figur, und ihr Problem ist nicht mein Problem. Ich habe mich vorher auch nicht viel zu dick gefühlt, also warum jetzt, wo nicht einmal meine Figur bemäkelt wurde.
C	*negativ:* Ich fange an, meine Figur wieder viel kritischer zu beobachten und fühle mich zu dick.	*positiv:* Ich vermische nicht die Gefühle meiner Freundin zu ihrer Figur mit den Gefühlen zu meiner Figur, das heißt, wenn meine Freundin sich zu dick fühlt, übertrage ich das nicht auf mich und wechsle das Thema.

A	Eine Freundin erzählt stolz, dass sie 5 kg abgenommen hat und das supergut findet.	
B	*negativ (irrational)* Sie ist jetzt viel dünner als ich. Sie ist immer so stark, es zu schaffen. Nicht einmal dazu bin ich imstande. Sie ist jetzt viel erfolgreicher, attraktiver, beliebter. Ich bin so fett!	*positiv (rational)* Na und, ich bin mit meinem Körper zufrieden. Es gibt Wichtigeres als Gewicht und Aussehen. Irgendwie tut sie mir leid.
C	*negativ:* Hungern Erbrechen Sport	*positiv:* Ihr meine Gedanken dazu mitteilen. Mich mit anderen Freunden treffen. Mir etwas Gutes tun. Mich nicht auf ihre kranken Gedanken einlassen

A	Ich probiere einen Badeanzug und einen Bikini an.	
B	*negativ (irrational)* Ich bin zu dick, um so etwas zu tragen. Ich habe keine geeignete Figur, meine Hüften/Oberschenkel sind zu dick. Mein Körper ist schwabbelig, nicht straff/braun genug. Ich bin so aufgeschwemmt und habe überall Wasser eingelagert. Meine Mutter/Familie würde sich für mich schämen, wenn sie mich so sehen würden. Mit der Figur gefalle ich keinem Mann. Jeder Mann würde mich sofort verlassen, wenn er mich nackt sehen würde. Ich habe Fettlappen, Fettröllchen am Bauch, wenn ich sitze. Meine Schwester hat eine sehr gute, beispielhafte Bikinifigur.	*positiv (rational)* Ich habe mein Idealgewicht, da ist es krank, zu sagen, ich sei zu dick. Es gibt Schlankere, aber auch viel Dickere, die auch im Bikini rumlaufen. Mein Körper ist straff, am Bauch vielleicht nicht ganz »perfekt«, aber das ist normal. Es geht nicht darum, den Schönheitswettbewerb um die braunste Haut zu gewinnen. Ich bin auch blass ganz hübsch. Ich darf so rumlaufen, wie ich will, solange ich mich wohl dabei fühle. Und im Bikini stelle ich ganz sicher kein öffentliches Ärgernis dar. Ich bin nicht aufgeschwemmt, sondern straff. Und ein wenig Wasser einzulagern gehört zum weiblichen Zyklus. Wenn meine Familie sich schämt, ist das ihr Thema. Mir ist wichtig, dass ich mich wohlfühle. Jeder Mensch, dem ich wirklich etwas bedeute, wird mich nicht über meine Figur definieren und mich ganz sicher nicht deswegen verlassen. Meine Schwester sieht magersüchtig, knochig aus. Mein Freund akzeptiert mich und meinen Körper so, wie ich bin.
C	*negativ:* Sport, Sport, Sport ... und weniger bis nichts essen, um meine Figur à la Hollywood zu trimmen. Schlechtes Selbstwertgefühl. Abhängigkeit von den Wertmaßstäben und der Bewertung anderer. Bauchmuskeltraining.	*positiv:* Ich kaufe den Badeanzug oder sogar den Bikini, der mir gefällt und in dem ich mich wohlfühle. Wieder ein kleiner Schritt in Richtung Selbstwert und Selbstbewusstsein. Sport in Maßen zum Spaß (Schwimmen ohne Angst vor abfälligen Blicken bezüglich der Figur)

A	Ich schaue Fotos an und sehe Bilder vom letzten Sommer, wo ich oben ohne am Strand lag.	
B	*negativ (irrational)* Ich bin zu dick. Alle haben sich zu Recht für mich geschämt. Es ist peinlich, dass ich mit so einer Figur oben ohne daliege. Meine Schwester ist viel dünner. Meine Brustwarzen gefallen mir nicht, kein Mann wird sie mögen. So etwas Beschämendes darf ich nie wieder tun.	*positiv (rational)* Ich habe mein Idealgewicht und eine schöne weibliche Figur mit weiblichen Rundungen. Wenn sich meine Mutter/Familie für mich schämt, so ist das weder meine Schuld noch mein Problem, sondern ein Armutszeugnis dür die jeweilige Person. Ich darf mich am Strand oben ohne hinlegen, wenn ich es will – andere haben das Recht dazu und ich ebenso. Meine Schwester mag zwar dünner sein, hat aber trotzdem keine bessere oder schlechtere Figur als ich. Meine Schwester sieht fast schon anorektisch aus. Die Einzige, die meine Brustwarzen etwas angehen, bin ich. Es geht nur darum, dass ich mir gefalle und mit mir zufrieden bin. Meine Brüste sind eben Natur pur. Mein Freund mag meine Brüste, und der ist auch ein Mann. Oben ohne am Strand zu liegen ist in der heutigen Zeit nichts, dessen man sich schämen müsste.
C	*negativ:* Abnehmen. Gedanken über Brust-OP. Rückzug. Schamgefühl. Hass gegenüber meinem Körper.	*positiv:* Ich bin so frei und entblöße mich oben herum auch weiterhin, wenn es mir beliebt. Ich vergleiche weniger. Mir geht es gut mit mir.

Wir motivieren unsere Patientinnen im Verlauf der Therapie, sich das ABC-Modell so zu eigen zu machen, dass sie in kritischen Situationen, in denen gedanklich fast automatisch die vertraute negative Bewertung abläuft, innehalten und das negative B in ein positives B umwandeln. Dieses Vorgehen bewährt sich besonders in Rückfallgefahr-Situationen.

Hilfreich ist es auch, die einzelnen Punkte in folgender Symptomliste durchzugehen und anzumerken, was vielleicht auf Sie selbst zutrifft:

Subjektive Symptomliste von Patientinnen aus dem TCEforum

Ernährung:

hungern
viel Wasser trinken, bis zu 10 Liter
heißen Tee trinken, um Hunger zu überdecken
Getränke löffeln
übermäßiger Kaffeekonsum
im Essen rumstochern
extrem langsam essen
immer etwas übrig lassen
Nahrungsmittel sehr klein schneiden
immer halbe Stücke bzw. kleine Portionen essen
an der Nahrung riechen
verdorbene Lebensmittel essen
kein Fett verwenden
Nahrungsmittel oder Essen abwiegen
Kinderportionen auf Kindergeschirr essen
mit Kuchengabel essen
mit dem Essen auf dem Teller spielen
Mahlzeiten exakt vorplanen
in einer bestimmten Reihenfolge essen
ritualisiertes Essverhalten
nur ganz genau bestimmte Essensmengen am Tag zu sich nehmen (z. B. 1 Apfel und 1 Knäckebrot)
nicht nach 18 Uhr essen
bis mittags nichts essen

Mahlzeiten weglassen
die einzige Mahlzeit am Tag zelebrieren
viel über Ernährung lesen
Nährwerttabellen lesen
Kalorien zählen
Kochbücher lesen, für die Familie kochen
andere mästen wollen
andere beim Essen beobachten und analysieren
essen vortäuschen
Essen verschwinden lassen
heimlich essen, nicht vor anderen essen
warme gemeinsame Mahlzeiten meiden
Unternehmungen absagen, um Essen vermeiden zu können
sich im Mund verletzen, z. B. verbrühen, um nicht essen zu können
sich beim Einkaufen lange nicht entscheiden können
sehr eingeschränkte Lebensmittelauswahl
Einteilung in erlaubte und verbotene Lebensmittel
Lightprodukte bevorzugen
Babynahrung essen
breiige Nahrung bevorzugen
nur kalorienfreie Getränke zu sich nehmen
zuckerfreie Bonbons bzw. Süßstoff lutschen
Abführmittel, Entwässerungsmittel (z. B. Apfelessig, Entschlackungstees, Süßstoff, Gummibären in großen Mengen) zu sich nehmen
massenhafter Verzehr von Vitamintabletten
erbrechen
nach dem Erbrechen weiter »fressen«
immer alles aufessen müssen
sich überessen (essen bis zur Schmerzgrenze)
naschen, schlingen, gierig essen
Essen in sich reinstopfen: so viel, so schnell, so durcheinander wie möglich
bei Fressanfällen immer die gleichen Lebensmittel essen
spontane, unkontrollierte Fressanfälle mit Erbrechen

bei Fressanfällen: kaum kauen, ohne Besteck essen
aus der Dose/Packung essen
Fressanfälle mit fettigen und süßen Lebensmitteln
während des Essanfalls viel trinken
unpassende Lebensmittel zusammen essen
Mahlzeiten zu scharf würzen
ganz heiße/kalte Lebensmittel essen
nachts essen
kauen und ausspucken statt schlucken
vor anderen möglichst unauffällig essen
schlafen statt essen
Erbrechen vertuschen (laute Musik, Wasser laufen lassen)
Essen für den nächsten Fressanfall »bunkern«
stehlen für Essanfälle
Masseneinkäufe von Lebensmitteln
mehrere Läden aufsuchen, um die besten Lebensmittel zu bekommen
das ganze Geld für Essen ausgeben (für Fressanfälle oder sehr teure Reformhausprodukte)
billige Lebensmittel (bei Fressanfällen)

Bewegung:
exzessiv Sport treiben (täglich joggen und Rad fahren)
im Stehen essen, lesen, stricken etc.
Bewegungsdrang nach dem Essen (Gymnastik, lange Spaziergänge)
ständig Muskeln anspannen, beim Sitzen sich nicht anlehnen
immer mehr Liegestützen, Sit-ups usw. machen
nur noch Treppen steigen – Aufzüge und Rolltreppen meiden
Schwere Rucksäcke und Taschen mit sich tragen

Sonstige auffällige Veränderungen in Verhalten und Stimmung:
absichtlich frieren
sich keine warme Kleidung gönnen
(extrem) weite Kleidung tragen

nur kalt duschen/baden
Schlafentzug
sich keine Entspannung gönnen
Tagträume
mehrmals täglich oder auch nachts wiegen
sich abmessen, abtasten
sich oft im Spiegel, im Schaufenster kontrollieren (flacher Bauch)
ständig den Bauch einziehen
Bauch immer mit Kissen, Tasche etc. bedecken
sich immer zu dick fühlen
lügen
Körperpflege vernachlässigen
Körper nicht eincremen
sich isolieren
keine Freizeitinteressen mehr haben
möglichst kein Geld ausgeben
häufiges Zähneputzen
Traurigkeit
Verletzlichkeit
Gereiztheit

Die folgenden Ausführungen über Essprogramm und Essstruktur oder Wochenpläne sind als Erklärungen und Hilfen gedacht für die sehr schwierige Aufgabe, »richtig« essen zu lernen. Wir sehen das als hartes Stück Arbeit. Die meisten Patientinnen haben zu Beginn einer Therapie definitive Vorstellungen über ihr anzustrebendes »Ideal- oder Traumgewicht«, was sie zunächst keinesfalls aufgeben wollen. In aller Regel sind bei Ideal- und Traumgewichtsvorstellungen Schönheits- und Schlankheitsideal ausschlaggebend, nicht aber individuelle, konstitutionelle und biologische Faktoren. Dabei ist es für einige magersüchtige Frauen geradezu eine Horrorvision, eine bestimmte »magische« Gewichtszahl, z. B. 50 kg, zu überschreiten. Wir bemühen uns, zwar verständnisvoll, aber bestimmt, magersüchtige Patientinnen von unrealistischen, krankhaften Vorstellungen in Bezug auf ihr Zielgewicht abzubringen.

Bulimische Frauen, die oft erhebliche Gewichtsschwankungen im Verlauf ihrer Erkrankung zu verzeichnen haben (5 bis 10 kg), streben nicht selten zunächst eine Gewichtsreduktion in der Therapie an. Unser primäres Ziel ist hingegen, dass auch sie wieder lernen, über den Tag verteilt angemessene Nahrungsmengen zu sich zu nehmen, um so ein Gewicht zu erreichen, das stabil bleibt und ihrer Konstitution entspricht.

Übergewichtige Frauen sind oft entsetzt, wenn sie hören, dass wir eine Gewichtsabnahme von nur 500 g pro Woche anstreben. Mit ihrer Crash-Diäten-Erfahrung haben sie andere Abnehmdimensionen vor Augen. Wir versuchen ihnen zu vermitteln, dass unser Essprogramm zum Ziel hat, ihre Nahrungszufuhr dauerhaft umzustellen, und sie gleichzeitig mehr Bewegung in ihr tägliches Leben bringen müssen.

Essprogramm

In unserer Einrichtung gibt es eine bedarfsgerechte Mischkost ohne irgendeine Einschränkung in der Lebensmittelauswahl. Es gilt die Regel, dass die Nahrung nicht in Kalorien oder Joule definiert wird, sondern in Portionen. Jeder Patientin wird zugestanden, maximal zwei Nahrungsmittel, soweit sie nicht zu den Grundnahrungsmitteln gehören, »abzuwählen«, z. B. Fisch oder Oliven oder Paprika. Selbstverständlich wird auf Lebensmittelallergien Rücksicht genommen.

Die Einteilung der Portionen richtet sich nach dem Ziel der Gewichtsregulierung, nämlich:

- Portion A für Patientinnen, die zunehmen sollen;

- Portion B für Patientinnen, deren Gewicht unverändert bleiben soll;
- Portion C für Patientinnen, die abnehmen sollen, z.B. bei einem BMI >25.

Die Zuordnung einer Patientin zu einer bestimmten Portion richtet sich nach dem Aufnahmegewicht und kann wöchentlich korrigiert werden.

Auch stark untergewichtige Patientinnen ernähren wir nicht über eine Magensonde. Wir motivieren sie dazu – auch mithilfe von Patientinnen mit Therapieerfahrung –, hochkalorische trinkbare Nahrung in regelmäßigen Abständen zu sich zu nehmen. Diese Art der Ernährung richtet sich nach einem Stufenplan, in dem die Menge der abgepackten Trinknahrung, die Anzahl der Portionen pro Tag, die Kombination mit normaler Nahrung und die Zeitabstände festgelegt sind. Am Beginn spielt das Ausmaß des Untergewichtes eine entscheidende Rolle. Bei einem sehr niedrigen BMI muss die Ernährung von Magersüchtigen vorsichtig und unter Laborkontrollen (u.a. Elektrolyte einschließlich des anorganischen Phosphates) durchgeführt werden. In den ersten Tagen sollen nicht mehr als 20 bis 40 kcal pro kg Körpergewicht (Ist-Gewicht!) gegeben werden, weil eine zu große Energiezufuhr bei kachektischen Patientinnen mit schwerwiegenden Komplikationen verbunden sein kann. Ein sogenanntes Realimentationssyndrom (siehe Seite 35) muss vermieden werden. Das bedeutet, dass die Menge an zugeführter Nahrung und Energie in den ersten Tagen oder in der ersten Woche nur langsam gesteigert werden soll. Die erste Stufe unseres Planes sieht eine Energiezufuhr zwischen 750 und 1.050 kcal vor. In dem folgenden Plan wird eine hochkalorische Trinknahrung mit 300 kcal pro Becher (z.B. Clinutren®) zugrunde gelegt:

1. *STUFE* **(750 bis 1050 kcal/Tag)**
C-Frühstück (ca. 150 kcal)
+ 4- bis 6-mal täglich einen halben Becher Clinutren (600 bis 900 kcal)
zusätzlich 1 bis 2 Liter Flüssigkeit pro Tag (Tee + Wasser)
Bei einem BMI ab etwa 15,0 kann sofort mit Stufe 2 begonnen werden.

2. *STUFE* **(ca. 1650 kcal/Tag)**
C-Frühstück (ca. 150 kcal)
+ 5 Clinutren, 1500 kcal (11.00 h/Mittags/15.00 Uhr/Kaffee/Abend)

3. *STUFE* **(ca. 1950 kcal/Tag)**
C-Frühstück (ca. 150 kcal)
+ 6 Clinutren, 1800 kcal (11.00 h/Mittags/15.00 h/Kaffee/Abend/Spätmahlzeit)

4. *STUFE* **(ca. 2150 kcal/Tag)**
B-Frühstück (ca. 350 kcal)
+ 6 Clinutren, 1800 kcal (Verteilung wie bei Stufe 3)

5. *STUFE* **(ca. 2300 kcal/Tag)**
B-Frühstück (ca. 350 kcal) + C-Abendessen (ca. 150 kcal)
+ 6 Clinutren, 1800 kcal (Verteilung wie bei Stufe 3)

6. STUFE (ca. 2500 kcal/Tag)
B-Frühstück (ca. 350 kcal) + B-Abendessen (ca. 350 kcal)
+ 6 Clinutren, 1800 kcal (Verteilung wie bei Stufe 3)

7. *STUFE* **(ca. 2600 kcal/Tag)**
B-Portion (ca. 2000 kcal)
+ 2 Clinutren, 600 kcal (10.00 und 14.00 Uhr)

8. *STUFE* **(ca. 2600 kcal/Tag)**
A-Portion (ca. 2600 kcal)

Ziel ist eine Gewichtszunahme von 500 g pro Woche.

Bei unauffälligem medizinischem Befund geht man jeweils nach 3 bis 4 Tagen auf die nächste Stufe über. Patientinnen, die normalgewichtig sind, bekommen Portion B.

Ernährungspläne mit hochkalorischer Trinknahrung empfehlen wir auch anderen klinischen Einrichtungen, wenn wir konsiliarisch zur Mitbehandlung einer magersüchtigen Patientin gebeten werden. Hochkalorische abgepackte Trinknahrung gibt es von verschiedenen Herstellern in verschiedenen Geschmacksrichtungen, sie kann über Apotheken bezogen werden.

Trinken: Die durchschnittliche Flüssigkeitsmenge pro Tag liegt bei 1 bis 2 Litern. Manche Patientinnen überschreiten diese empfohlene Trinkmenge erheblich. Natürlich ist bekannt, dass einige bewusst vor dem Wiegen trinken, um ein höheres Gewicht demonstrieren zu können. Anderen scheint der Konsum von mehreren Litern Flüssigkeit täglich gar nicht bewusst zu sein. Wir raten dann, ein Trinkprotokoll zu führen, in dem die Patientinnen ihre Trinkmengen möglichst genau eintragen sollen.

Essensstruktur

Menschen mit einer Essstörung haben nicht nur jegliches Maß für Art, Menge und Zusammensetzung ihrer Nahrung verloren, sie essen auch ohne jegliche vernünftige physiologische Tageszeitabfolge. Somit ist es ein Grundgesetz unseres Essprogramms, dass in der Tagklinikphase eine vorgegebene Zeitstruktur für die Einnahme von Mahlzeiten eingehalten wird. Selbstverständlich sollte eine gewisse Tageszeitabfolge immer gelten, denn irgendwann, irgendwo, irgendetwas oder auch nichts zu essen ist Basis jeder Essstörung.

Mahlzeiten-Tageszeitabfolge am TCE:

08:30 Uhr: Frühstück
11:00 Uhr: 2. Frühstück/Zwischenmahlzeit
12:00 Uhr: Mittagessen
14:00 Uhr: 14-Uhr-Starter/Zwischenmahlzeit
16:30 Uhr: Nachmittagskaffee /-tee
19:00 Uhr: Abendessen
22:00 Uhr: Gute-Nacht-Snack/Spätmahlzeit

Im Folgenden ist ein Tagesbeispiel für die Portionen A, B und C aufgeführt:

	PA	PB	PC
1. Frühstück	2 Scheiben Brot 15 g Butter 2 TL Honig 1 Scheibe Käse Kaffee, Tee, Caro, Milch, Zucker	1½ Scheiben Brot 10 g Butter 1 TL Honig 1 Scheibe Käse Kaffee, Tee, Caro, Milch, Zucker	1 Scheibe Brot 5 g Butter 1 TL Honig Kaffee, Tee, Caro, Milch, Zucker
2. Frühstück	1 Brezel 5 g Butter ½ Glas Saft oder Saftschorle	1 Brezel 5 g Butter	1 Brezel
Mittagessen	100 g Fisch 70 g Reis roh 150 g Gemüse 100 g Soße 1 Schälchen Salat 150 g Schokoladenpudding 1 Glas Mineralwasser	100 g Fisch 50 g Reis roh 150 g Gemüse 65 g Soße 1 Schälchen Salat 150 g Schokoladenpudding 1 Glas Mineralwasser	100 g Fisch 30 g Reis roh 150 g Gemüse 40 g Soße 1 Schälchen Salat 100 g Schokoladenpudding 1 Glas Mineralwasser

Zwischen-mahlzeit (14 Uhr)	1 Apfel	1 Apfel	1 Apfel
Nachmittag (Kaffeetrinken, 16:30 Uhr)	1 Stück Rührkuchen (ca. 50 g) 3 TL Sahne	1 Stück Rührkuchen (ca. 40 g) 2 TL Sahne	½ Stück Rührkuchen (ca. 30 g) 1 TL Sahne
Abendessen	1 Teller Suppe 1½ Brötchen 15 g Butter 1 Schälchen Salat	1 Teller Suppe 1 Brötchen 10 g Butter 1 Schälchen Salat	1 Teller Suppe ½ Brötchen 5 g Butter 1 Schälchen Salat
Spätmahlzeit	2 Doppelkekse	1½ Doppelkekse	1 Doppelkeks

Unsere vorgegebenen Gewichtsziele pro Woche sind folgende: Magersüchtige Patientinnen sollen eine wöchentliche Gewichtszunahme von 500 g erreichen, bulimische Patientinnen mit einem BMI im Normalbereich sollen ihr Gewicht halten, und Übergewichtige sollen 500 g pro Woche abnehmen. Selbstverständlich ist dieses Ziel nach oft jahrelanger Fehl-, Mangel-, Unter- oder Überernährung nicht bei jeder Patientin auf Anhieb zu erreichen. Magersüchtige sind oft geschockt, wenn sie gerade zu Beginn der Therapie mehr als 500 g pro Woche zunehmen. In den meisten Fällen handelt es sich um notwendige Wassereinlagerungen bei Menschen, die nicht nur ausgehungert, sondern auch ausgetrocknet sind, nicht aber um eine reale Gewichtzunahme. Es kann aber auch sein, dass Portionsgrößen im Verlauf der Therapie variiert werden, bis die für eine Patientin »richtige« Nahrungsmenge gefunden ist. Portionsänderungen werden nur im Wochenabstand und nach Rücksprache mit der Diätassistentin vorgenommen.

Die Essensstruktur mit der Möglichkeit, die Verantwortung für Art und Menge der Nahrung an das therapeutische

Team, in erster Linie an die Diätassistentin, zu delegieren, ist eine große Hilfe. Essgestörte haben verlernt, was sie wann und in welcher Menge essen sollen. Entscheidend für die gemeinsamen Mahlzeiten ist, dass alle am Tisch eine Essstörung haben, ob Magersucht, Bulimie oder Binge-Eating-Störung. Therapeuten essen am TCE nicht mit am Tisch; wir halten die Unterstützung untereinander einschließlich einer konstruktiven Kritik nach den Mahlzeiten für sinnvoller.

Trotz aller therapeutischen Hilfe lassen sich Essstörungen nicht wegzaubern, was klar wird, wenn wir an die Tagesabläufe denken. Es hat sich bewährt, unsere Patientinnen zu motivieren, Gedanken und Gefühle, die sich vor allem in der Anfangszeit der Therapie bei einigen quälend aufdrängen, aufzuschreiben und in der Gruppe zu besprechen; so lange, bis diese Gedanken allmählich in den Hintergrund treten, weil andere Lebensaspekte an Bedeutung gewinnen.

Innere Zwiegespräche in der Anfangszeit der Ernährungstherapie

Corinna AN Binge-Purging-Typ

Montag

Esse zu viel! Platze gleich! Dicker Bauch!
Was esse ich heute? – STOPP! Hab Plan!
Werde dicker, spüre Speckfalte! – STOPP, NEIN! Lächerlich!
Dicker Bauch! Hose drückt! – Ach, Blödsinn!
HÖR AUF!
Wann Zwischenmahlzeit? Bin ich voll, satt? Will ich mehr?
Will mehr Clinutren, mehr, mehr, mehr! NULL Hunger! Null Geschmack! – Gelüste! – Ah! HILFE!
Lass einfach was weg!

Dienstag
1,2 kg seit Therapieanfang, OH GOTT! Muss einsparen, mich bewegen! – Hör auf! Gibt Schlimmeres! – Du bist eklig! – Dumm! – Muss doch zunehmen!
Portion A!!! Ich platze! Kann nicht mehr! – Doch! Bin eine Maschine! Könnte weiter und weiter essen!
Angst vor Weglassen, gell! LASS was weg, Mensch!
Mir ist schlecht! Ich hasse Essen!
Nein, du darfst keine Milch, das macht dick!
Wann gibt's Essen? Hab ich Hunger? Is' doch egal!
Dreh gleich durch, wenn ich noch was essen muss; wieso? Will doch eigentlich noch mehr! Nein! Was will ich!
Warum beherrschen mich diese Gedanken! GEHT WEG!
Ich will rennen, laufen. Den riesigen Bauch loswerden! – Lass mich in Ruhe!
Denk nicht an die kcal! 300 kcal plus Milch im Kaffee … ca. 30 ml sind dann bei 100 ml/65 kcal ungefähr … ahhhhh egal! Nein! Weg!
Hasse den Wabbelbauch! – Spinnst du! Du kannst nicht so dünn bleiben.
Essen, Essen, Essen!
Fress jetzt gleich alles auf, was mir entgegenkommt! – Pah! Nein, ich esse einfach gar nicht mehr!
Ich sehe dick aus, bäh! Will wieder dünner sein. 1,2 kg in 3 Wochen, zu schnell, nein Hilfe, ich werde fett! – Stopp! – Geht weg! – Lächerlich!
Es gibt Schlimmeres!
Welches Clinu als Nächstes, welche Geschmacksrichtung? Banane? Schoko? Doch lieber Kaffee? Oder Erdbeer-Himbeer, halt, wenn ich jetzt Kaffee, dann später Banane? – NEIN!!!!!!
Einsparen, einsparen! Wenn ich hier draußen bin, mach ich alles wieder anders! – Lass das! Halt die Klappe!

Nein! Schluss! Aus!
Was esse ich heute Abend, wie mach ich das? Was gibt es morgen? – Bin ich verrückt? DAS macht mich verrückt!!!!

Mittwoch
Oh Mist! Hab EINGESPART! Ich LOSER!
Bin zu dick. Speckrollen überall!
Keiner kontrolliert … nein, nix da, nicht einsparen.
Muss mich bewegen, denn morgen ist Wiegen
Mir ist so schlecht! Werde nichts essen!
Milch im Tee – kcal!!
Oh nein, zu viel Butter, mehr als die anderen – werde fett!
Was soll ich bloß essen?
Iss langsamer als die anderen, wehe du bist schnell, zu schnell!!!
Kann nicht mehr, muss einsparen – leg die dicke Scheibe hin, nimm die dünne.
Nimm Schinken, hat weniger Fett als Käse! Nein, du sollst das nicht denken.
Schnell, keiner schaut – dünne Scheibe.
Dir soll es nicht schmecken! – Mmhh gut, lecker! Nein!
Ich will nicht zunehmen. Wofür? – Red keinen Scheiß!

Donnerstag
Lass einfach Clinu weg!
Hab Hunger! – nein, nicht zugeben! Das darfst du nicht.
Hab schon besseres Gefühl, mehr Kraft und Energie! – Schuldgefühle sollst du haben.
Bin nicht mehr anders, wenn ich zunehme, nicht mehr stark – ja, klar, du bist stark, Leute gaffen mich an, ich Hungerhaken.
Wie konnte es so weit kommen.
Es gefällt dir doch, so zu sein! – Stopp, will normal sein.
Schlaf lang, dann brauchst du nix essen! Clinu ja? Clinu nein?
Was, wie, wo mache ich das mit Kaffee? Sollte doch Teilchen

essen, aber woher, oh Stress, Cornflakes? Plätzchen? Nee, hatte ich gestern – ahhh, alles dreht sich um Essen. Muss mich beschäftigen, damit ich nicht an Essen denke.
Schnell, keiner schaut, nimm weniger Butter.
Zwischenmahlzeit. Welches Clinu? Einfach weglassen? Schütte es weg! – Brav, du hast Clinu getrunken. Du schaffst das.
Iiiiihhhhhh der Bauch wird wabbelig.
Du bist so blöd, früher warst du so sportlich.
Alle anderen in der Gruppe sehen so gut aus trotz zugenommen. Ich sehe sicher beschissen und unförmig aus – hab so Panik! Will nicht loslassen! – DOCH, willst doch wieder richtig leben! – Nein, es geht auch so, so dünn, fühle mich gut! – Pah, du lügst dich doch selber an!!!!!
Willst schon so werden wie die anderen, willst endlich leben, tanzen, lachen …

Essprogramm in der Tagklinik aus der Sicht von Patientinnen

Ich habe gelernt, 7 Mahlzeiten, das heißt 3 Haupt- und 4 Zwischenmahlzeiten, zu mir zu nehmen; ich habe verlernt, irgendwann irgendetwas in großen Mengen zu essen. Morgens esse ich zum Beispiel Cornflakes, Müsli, Brötchen, Brot oder Brezeln, zur Zwischenmahlzeit Obst, Schokolade, Kekse, Milch oder Saft. Mein Mittagessen besteht immer aus Hauptgericht, Salat und Nachtisch, zum Beispiel eine Portion Nudeln mit Salat und Nachtisch. Zur zweiten Zwischenmahlzeit esse ich Nüsse, Obst, Saft, Buttermilch oder Eis, zum Kaffee Kuchen, Brezeln, Brot, Brötchen, Eis oder Müsli. Das Abendessen besteht aus Hauptspeise und Salat, zum Beispiel einer Portion Reis mit Gemüse oder Suppe und Brot und Salat. Zur Spätmahlzeit gibt es dann entweder Obst, Joghurt oder Gummibärchen.

Ich esse keine Light- oder Magerprodukte mehr; jede Mahlzeit hat ihre Menge, an die ich mich halten möchte.

Seitdem ich geregelte Mahlzeiten einnehme, fühle ich mich in meinem Körper sehr viel wohler. Ich bin inzwischen schon ganz schön oft echt lebenslustig, und in solchen Momenten schaffe ich es gut, an Süßigkeitenautomaten total gelassen vorbeizugehen. Dabei fühle ich mich so richtig überlegen! Natürlich gibt es auch Momente, in denen ich mich gehen lassen will. Ich denke dann an Therapieabbruch und wo ich in der Pause Schokolade herkriege, und werde sehr aggressiv den anderen gegenüber. Manchmal denke ich mir bei meinem Giergefühl aber auch: Das Fressen war einmal – nie wieder! Außerdem erkenne ich häufig sehr schnell die eigentlichen Probleme, die sich auf meine Gier nach Essen übertragen. Sport fällt mir noch sehr schwer, weil ich mich dabei wahnsinnig träge, behäbig, trampelig, schnaufend, wabbelig, unsportlich und lächerlich fühle, was bei mir sehr starken Selbsthass auslöst. Auch das gute Gefühl hinterher macht nicht viel davon wett. Der irreale Gedanke einer möglichst schlanken Figur, und das möglichst schnell, löst sich immer mehr auf, und ich neige nicht mehr so stark dazu, von einem Extrem ins nächste zu fallen.

Meine Ziele heißen: Ich möchte mich gedanklich immer mehr vom Thema Essen entfernen. Ich möchte bei Fressdruck mein eigentliches Problem erkennen und versuchen, meine Situation zu verbessern. Ich möchte negative und irreale Gedanken aufdecken und durch positive ersetzen. Ich möchte mir in schwierigen Situationen vor Augen halten, was ich auf Essensebene schon alles geschafft habe. Ich habe durch gesundes und bewusstes Essverhalten inzwischen langsam 10 Pfund abgenommen und damit meinem Körper viel Gutes getan.

Manchmal macht es mir Probleme, die gegessenen Lebensmittel zu spüren und zu ertragen, und ich beginne zu grübeln, zu verrechnen und mich schuldig und eklig zu fühlen. Ich überlege dann, wo ich etwas einsparen oder weglassen könnte, was ich aber nicht mache. Sicherlich hängen meine Essprobleme mit meinem schlechten Körpergefühl und der stetigen Gewichtszunahme zusammen. Ich finde es einfach schrecklich, so viel zu wiegen und wieder so plump und rund zu sein, aber da muss ich wohl durch, und vor allem endlich glauben, was mir die anderen sagen, dass ich immer hübscher werde, nachdem ich nicht mehr so aussehe wie ein Gerippe.

Die Essensstruktur ist eine große Hilfe für mich. Ich esse aber auch manchmal andere Dinge, die nicht auf dem Plan stehen. »Verbotene« Lebensmittel gibt es im Wesentlichen nicht mehr. Spätmahlzeiten variiere ich nach Lust und Appetit, jedoch abwechslungsreich. Ich habe wieder Gefallen an warmen Mahlzeiten, auch am Abend. Manchmal gehe ich essen und da merke ich, dass ich lieber mal was anderes esse als immer nur Salat und Suppe. Mit meinem Gewicht fühle ich mich nicht ganz so glücklich. Die 63,1 kg machen mich doch etwas traurig. Gern würde ich 60 bis 61 kg wiegen, aber ich bin der Überzeugung, dass ich von den Essensmengen her meinen Set-Point erreicht habe. Insgesamt ist mein Körpergefühl recht gut, und ich kann mein Gewicht akzeptieren. Geht es mir aber schlecht, dann wirkt sich mein Gewicht wieder negativ auf mein Selbstwertgefühl aus. In diesen Situationen taste ich wieder Bauch, Po, Beine und Hüfte ab und begutachte mich kritisch und abwertend. Aber auch das werde ich noch in den Griff bekommen.

Seitdem ich im TCE bin, fällt mir das Essen wesentlich leichter. Ich halte mich an die vorgegebene Essensstruktur, und das ist gut so. Vor allem in Stresssituationen oder wenn ich traurig bin, ist mir die Essensstruktur ein großer Halt, weil ich in solchen Situationen am liebsten wieder gar nichts essen oder Mahlzeiten ausfallen lassen würde. Am Anfang der Therapie hatte ich oft noch das Bedürfnis, weiterzuessen und dann wieder zu erbrechen. Jetzt, wo sich mein Essverhalten verbessert hat, merke ich, wie viele Gefühle und Probleme zum Vorschein kommen. Meine Gedanken kreisen nicht mehr so stark um das Essen, manchmal vergesse ich sogar, was ich als Zwischenmahlzeit gegessen habe. Ich muss mir keine Sorgen machen, wann, was oder wie viel ich essen darf. Die Gruppe gibt mir Sicherheit, und ich freue mich sogar darüber, wieder Kuchen, Eis und Nudeln essen zu dürfen, ohne dabei ein schlechtes Gewissen zu haben. Das hätte ich mir niemals vorstellen können! Mittlerweile klappt es auch besser mit dem Einkaufen. Ich stehe nicht mehr stundenlang vor den Regalen und überlege, was ich nehmen soll. Wenn ich durch die Stadt gehe, machen mich Bäckereien nicht mehr so nervös und unruhig. Ich merke auch, dass ich mich beim Essen wieder konzentrierter unterhalten kann, weil das Essen nicht mehr so wichtig ist. Alleine essen mag ich noch nicht so gerne, deshalb suche ich meistens die Gesellschaft der anderen. Mein Symptom Kotzen habe ich ganz aufgegeben. Die Kontrolle über das Essen ist deutlich besser geworden. Selbst verletzt habe ich mich in der Zeit der Therapie auch nicht mehr. Mein Körpergefühl ist ganz gut. Ich kann mich akzeptieren, was natürlich nicht jeden Tag gleich ist.

Seitdem ich nach Struktur esse, fühle ich mich stärker und selbstbewusster. Ich spüre viel mehr und schmecke auch deutlicher. Auch habe ich beobachtet, dass anstelle von Essen–Kotzen–Nichtessen viel mehr Emotionen spürbar werden – oft eine große Traurigkeit und Wut. Aber ich bin zuversichtlich, was meine Zukunft angeht. Natürlich achte ich darauf, dass ich mich nicht in Situationen begebe, in denen ich früher gefressen hätte. Ich bezeichne dies nicht als Michaustricksen, sondern vielmehr als Mich-selbst-Unterstützen. Seit ich im TCE bin, esse ich kaum noch alleine, auch nicht am Abend. Das ist eine sehr schöne und gute Erfahrung für mich; es schmeckt einfach besser in Gesellschaft anderer. Manchmal spüre ich aber noch den inneren Druck, mehr oder weniger zu essen, aber dann lenke ich mich sofort ab und hinterfrage meinen Fressdruck. Norma-

lerweise erkenne ich die Situation gleich und spreche mir selber Mut zu. Ich merke auch, dass ich zunehmend die Angst vor dem Essen verliere. Ich entscheide, wann ich esse. Ich denke, dass das Essen nicht mehr Richtschnur meiner Tages- und Lebensplanung ist.

Essen in der ambulanten Phase

Ich habe in meiner WG viel von der Therapie im TCE erzählt und vieles, was Essen angeht, bei uns eingeführt, was allen guttut und auch gefällt, zum Beispiel kochen und essen wir viel häufiger zusammen und machen es uns dabei so richtig gemütlich.

Mein Körpergefühl und mein Essverhalten scheinen ganz eng zusammenzuhängen. Wenn ich mit mir und meinem Körper zufrieden bin, habe ich keine Probleme mit dem Essen, auch nicht das Verlangen nach mehr. Restaurantbesuche kann ich genießen ohne Entscheidungsschwierigkeiten und Angst vor der Portionierung. Mein Hunger- und Sättigungsgefühl sind recht deutlich geworden, und ich habe das Gefühl, mich darauf verlassen zu können. Schwierigkeiten habe ich in der Gesellschaft von Menschen, die über nichts anderes zu reden wissen als über die neueste Diät, Figur und Abnehmen. Ich muss solche Menschen meiden, denn sie könnten mir gefährlich werden. Mindestens einmal in der Woche gehe ich in eine Therapeutische WG zum Abendessen oder lade Patientinnen aus meiner Gruppe zu mir ein. Das ist ganz wichtig für mich.

In den letzten zwei Monaten geht es mir mit dem Essen ziemlich gut. Ich habe keinen Heißhunger mehr, weil ich regelmäßige Mahlzeiten zu mir nehme. Dadurch fällt es mir auch nicht mehr schwer, mich zu entscheiden, was ich essen möchte und darf. Allerdings halte ich mich noch ganz genau an die Essensstruktur, manchmal zwanghaft genau, so wie ich es gelernt habe. Das ist eine riesige Hilfe, aber irgendwann sollte ich anfangen, mich von der Struktur zu lösen und auf mein Hungergefühl zu achten.

Mit dem Essen geht es mir im Moment recht gut. Ich habe seit Monaten keinen Fressdruck mehr und komme mit meinen Portionen aus dem TCE sehr gut zurecht. Ich bin satt und verspüre nur vor dem Frühstück Hunger. Ab und zu habe ich allerdings noch Probleme damit, ob und wie viel Milch und Zucker oder Honig ich mir in den Tee tue. Auch fällt es mir noch schwer, einen Kakao einfach so zwischendurch zu trinken, wenn ich Lust darauf habe. Ich esse jetzt langsam, schlinge nicht mehr, esse keine Light-Produkte, denke nicht mehr über Essen nach und habe es schon geschafft, wieder im Restaurant zu essen. Das Schwimmen zweimal die Woche tut mir sehr gut und entspannt mich. Seit dem TCE esse ich sehr oft mit anderen. In Gesellschaft bin ich nicht so in Gefahr, das Essen wichtiger zu nehmen, als es ist.

Es waren zwei aus meiner Klasse, die mich überredet haben, eine Therapie im TCE zu machen, eine davon war auch einmal magersüchtig. Jetzt, nachdem ich wieder in der Schule bin, helfen mir alle sehr. Sie laden mich ein und wollen von der Therapie wissen. Irgendwie, glaube ich, ist es nicht mehr so »in« und »cool« wie vorher in der Klasse, möglichst die Dünnste zu sein.

Zu Beginn der Therapie im TCE musste ich mich damit abfinden, dass ich nur in 500-Gramm-Schritten abnehmen durfte. Andererseits merkte ich, als ich dann abnahm, dass ich ganz stark auch an meinem Speckpanzer hing und er durchaus seine Funktion hatte. Oft hatte ich Gedanken des schnellen Abnehmens zur gleichen Zeit im Kopf wie den Wunsch nach unbegrenztem Essen. Auch dachte ich am Anfang noch, dass ich in der ambulanten Phase wieder mein eigenes Ding drehen könnte. Meine jetzige Meinung dazu ist, dass ich auf gar keinen Fall wieder in die Essstörung reinrutschen möchte – nie wieder! Dass das nur von mir abhängt, ist mir nach meinem Rückfall im vierten Monat ganz klar geworden. Ich kann mir im TCE Hilfe holen, aber die Entscheidung liegt bei mir. Seit einer Woche stelle ich mir jeden Morgen bewusst die Frage, ob ich mich für oder gegen die Krankheit entscheide und ob ich auch die zeitweilig negativen Konsequenzen, zum Beispiel Gefühle von Leere und Einsamkeit, in Kauf nehmen möchte. Meine Figur ist mir insofern wichtig, als ich Wert auf schöne Kleidung lege, die es meistens nur bis zu einer bestimmten Kleidergröße gibt. Ich empfinde es als erniedrigend und frustrierend, wenn ich mir nicht das kaufen kann, was ich möchte. Außerdem möchte ich nicht, dass mich mein Körper beim Sport behindert. Eine weibliche Figur mit Rundungen akzeptiere ich. Das Rauchen möchte ich auf gar keinen Fall wieder anfangen, sonst begebe ich mich vom Regen in die Traufe. Ich halte mir immer vor Augen, was ich schon alles geschafft habe: Ich habe bisher 8 kg abgenommen. Ich kann Lebensmittel wie Süßigkeiten auf Vorrat zu Hause haben und muss nicht alles sofort aufessen. Ich kann die früher verbotenen Lebensmittel, die ich nur in der Zunehmphase aß, heute mit Genuss essen. Ich bin es mir wert, meinem Körper und meiner Gesundheit nicht weiter zu schaden und dafür viel zu investieren. Wesentlich ist für mich: Ich habe im TCE gelernt, dass es viel wichtiger ist, Menschen zu haben, die mir viel mehr bedeuten, als Essen zu verschlingen.

Im TCE konnte ich zuerst die Verantwortung und Sorge für mein Essen an die Diätassistentinnen abgeben. Das empfand ich als ungemein erleichternd und befreiend, um endlich einen freien Kopf für meine wirklichen Probleme zu haben. Inzwischen fühle ich mich total verantwortlich für mich, auch was mein Essen angeht. Allerdings habe ich in der ambulanten Phase immer noch die Möglichkeit, auftauchende Essensprobleme zu klären und mir rechtzeitig Rat zu holen, bevor es zu Gewissensbissen oder Rückfällen kommen kann. Außerdem esse ich, sooft es geht, mit Leuten aus der Gruppe. Wir gehen zusammen essen oder laden uns gegenseitig ein.

Ich wohne allein und komme mithilfe der Essensstruktur ganz gut zurecht. Langsam fange ich an, etwas lockerer mit den Essensplänen umzugehen und neue Nahrungsmittel auszuprobieren, das macht mir viel Spaß. Am schwersten fällt es mir noch, bei meinen Eltern zu Hause zu essen, vor allem dann, wenn ich genau spüre, wie mein Vater mich beobachtet und in seinem überheblichen Blick so etwas aufkommt wie: Na endlich ist sie vernünftig geworden und isst wieder so, wie es sich gehört. Dann möchte ich am liebsten sofort Messer und Gabel hinschmeißen, nicht weiteressen, aufspringen und wieder alles auskotzen. Ich habe es bisher nicht getan, sondern mir in solchen Situationen gut zugeredet und mir gesagt, ich habe die Therapie für mich, nicht für meine Eltern gemacht. Den Rat aus meiner ambulanten Gruppe, die Besuche zu Hause auf ein Minimum zu beschränken, werde ich befolgen.

Geschafft habe ich bisher, dass ich keine Waage zu Hause habe – Wiegen nur im TCE! In 11 Monaten hatte ich keinen Rückfall, mache beim Essen kein Fernsehen oder Radio an, habe eine sichere Hand bei den Essensmengen, esse wieder alle Lebensmittel, kann problemlos essen gehen oder Einladungen annehmen – ich halte es drei Wochen ganz ohne Wiegen aus, spüre Hunger und Sättigung und lasse meinen Körper zurzeit einfach selber machen – auf der Suche nach dem Set-Point.
Als Ziele habe ich mir gesetzt:

- *langsam von der Struktur loszulassen,*
- *neue Lebensmittel auszuprobieren,*
- *vorgegebene Mengen zu variieren,*
- *weiter nach Hunger und Sättigungsgefühl zu essen,*
- *regelmäßige Mahlzeiten einzuhalten,*
- *die Portionen B im Tagesverlauf nicht zu unterschreiten,*
- *Hunger durch Zwischenmahlzeiten zu stillen,*
- *mir ausreichend Zeit zum Essen zu nehmen,*
- *mich bei Unsicherheiten ans TCE oder an Mitpatientinnen zu wenden,*

- *möglichst oft in Gesellschaft und nicht alleine zu essen,*
- *mich in schwierigen Zeiten exakt an die im TCE gelernte Struktur zu halten,*
- *mir für die Hauptmahlzeiten grundsätzlich 30 Minuten und für die Zwischenmahlzeiten 15 Minuten Zeit zu nehmen,*
- *beim Lernen das Essen nicht zu vergessen,*
- *mich noch lange an meinen Vertrag zu halten, bei den Mahlzeiten weder fernzusehen noch herumzulesen.*

Wochenessenspläne

Wochenessenspläne sind ein wichtiges Hilfsmittel, um auch in der ambulanten Phase und danach Essenszeiten und -mengen im Überblick zu behalten.

Ein ausgefüllter Wochenessensplan könnte zum Beispiel so wie auf der gegenüberliegenden Seite aussehen.

Einen leeren Wochenessensplan zum ausdrucken und selber ausfüllen finden Sie auf der Internetseite des Verlages zum Downloaden.

Name: ____________________
Woche vom ________ bis ________

Ziel:
☐ zunehmen
☐ Gewicht halten
☐ abnehmen

	Montag	**Dienstag**	**Mittwoch**	**Donnerstag**	**Freitag**	**Samstag**	**Sonntag**
Frühstück	Müsli mit Apfel, Kaffee	Semmel, Butter, Honig, Pfirsich, Kaffee	Brot, Butter, Frischkäse, Grapefruit, Kaffee	Müsli mit Beeren, Kaffee	Müsli mit Apfel, Kaffee	Brezel, Brot, Butter, Schinken Melone, Kaffee Kaffee	Brot, Butter, Ei, Tomate, Obst, Marmelade, Kaffee
ZMZ	Obst	Obst	Obst	Obst	Obst	Obst	
Mittag	Käsebrötchen, Salat und Gurke	Gemüsecurry mit Reis	Ofenkartoffeln mit Kräuterquark und kleinem Salat	Schinkenbrötchen mit Essiggurke und Tomate	Brokkolisuppe mit Brot	Käsebrötchen mit Salatblatt und Tomate	Zitronenhuhn mit Reis und Salat
ZMZ	Müsliriegel	Früchtequark	Rote Grütze	Müsliriegel	Latte macchiato	Früchtequark	Zwetschgenkompott
Kaffee	Buttermilch	Apfelkuchen	Kekse	Brezel	Brownie	Kekse	Schokokuchen
Abend	One-Pot-Pasta und kleiner Salat	Brot, Frischkäse, Gurke, Tomatenaufstrich	Brot, Butter, Schinken, Radieschen	Grünkern Pflanzerl, Karottengemüse	Rissotto mit Tomatensalat	Gemüselasagne mit Salat	Brot, Butter, Käse, Olivenaufstrich, Paprika
Spätmahlzeit	Trockenfrüchte	Gummibärchen	Pudding	Joghurt	Quark	Studentenfutter	Joghurt

Ziel erreicht? ☐ Ja. ☐ Nein.

☺ – alles OK
☹ – nicht eingehalten
☹☹ – Rückfall

Die zehn Regeln für eine vollwertige Ernährung der Deutschen Gesellschaft für Ernährung (DGE)

1. Vielseitig essen
Genießen Sie die Lebensmittelvielfalt. Merkmale einer ausgewogenen Ernährung sind eine abwechslungsreiche Auswahl, geeignete Kombinationen und angemessene Mengen nährstoffreicher und energiearmer Lebensmittel.

2.Reichlich Getreideprodukte und Kartoffeln
Brot, Nudeln, Reis, Getreideflocken (am besten aus Vollkorn), sowie Kartoffeln enthalten kaum Fett, aber reichlich Vitamine, Mineralstoffe, Spurenelemente sowie Ballaststoffe und sekundäre Pflanzenstoffe. Verzehren Sie diese Lebensmittel mit möglichst fettarmen Zutaten.

3. Gemüse und Obst – Nimm »fünf am Tag«
Genießen Sie fünf Portionen Gemüse und Obst am Tag, möglichst frisch, nur kurz gegart oder auch eine Portion als Saft – idealerweise zu jeder Hauptmahlzeit und auch als Zwischenmahlzeit. Damit werden Sie reichlich mit Vitaminen, Mineralstoffen sowie Ballaststoffen und sekundären Pflanzenstoffen (wie zum Beispiel Carotinoiden, Flavonoiden) versorgt.

4. Täglich Milch und Milchprodukte; ein bis zweimal in der Woche Fisch; Fleisch, Wurstwaren sowie Eier nur in Maßen
Diese Lebensmittel enthalten wertvolle Nährstoffe wie Calcium in Milch, Jod, Selen und Omega-3-Fettsäuren in Seefisch. Fleisch ist wegen des hohen Beitrags an verfügbarem Eisen und den Vitaminen B1 und B12 vorteilhaft. 300 bis 600 Gramm Fleisch und Wurst pro Woche reichen hierfür aus. Bevorzugen

Sie fettarme Produkte, vor allem bei Fleischerzeugnissen und Milchprodukten.

5. Wenig Fett und fettreiche Lebensmittel

Fett liefert lebensnotwendige (essenzielle) Fettsäuren, und fetthaltige Lebensmittel enthalten auch fettlösliche Vitamine. Fett ist besonders energiereich, daher kann zu viel Nahrungsfett Übergewicht fördern. Zu viele gesättigte Fettsäuren erhöhen das Risiko für Fettstoffwechselstörungen mit der möglichen Folge von Herz-Kreislauf-Erkrankungen. Bevorzugen Sie pflanzliche Öle und Fette (zum Beispiel Raps- und Sojaöl und daraus hergestellte Streichfette). Achten Sie auf unsichtbares Fett, das in Fleischerzeugnissen, Milchprodukten, Gebäck und Süßwaren sowie in Fast-Food- und Fertigprodukten meist enthalten ist. Insgesamt 60 bis 80 Gramm Fett pro Tag reichen aus.

6. Zucker und Salz in Maßen

Verzehren Sie Zucker und Lebensmittel beziehungsweise Getränke, die mit verschiedenen Zuckerarten (zum Beispiel Glucosesirup) hergestellt werden, nur gelegentlich. Würzen Sie kreativ mit Kräutern und Gewürzen und wenig Salz. Verwenden Sie Salz mit Jod und Fluorid.

7. Reichlich Flüssigkeit

Trinken Sie rund 1,5 Liter Flüssigkeit pro Tag. Bevorzugen Sie Wasser – ohne oder mit Kohlensäure – und andere kalorienarme Getränke. Alkoholische Getränke sollten nur gelegentlich und in kleineren Mengen konsumiert werden.

8. Schmackhaft und schonend zubereiten

Garen Sie die jeweiligen Speisen bei möglichst niedrigen Temperaturen, soweit es geht, kurz, mit wenig Wasser und wenig

Fett – das erhält den natürlichen Geschmack, schont die Nährstoffe und verhindert die Bildung schädlicher Verbindungen.

9. Sich Zeit nehmen und genießen
Bewusstes Essen hilft, richtig zu essen. Auch das Auge isst mit. Lassen Sie sich Zeit beim Essen. Das fördert das Sättigungsempfinden.

10. Auf das Gewicht achten und in Bewegung bleiben
Ausgewogene Ernährung, körperliche Bewegung und Sport (30 bis 60 Minuten pro Tag) gehören zusammen. Mit dem richtigen Körpergewicht fühlen Sie sich wohl und fördern Ihre Gesundheit.

V. Nachsorge im TCEforum

Die Notwendigkeit der Nachsorge (Tertiärprävention) bei der Behandlung von Essstörungen ergibt sich aus dem üblichen Verlauf dieser Krankheiten: In einer mehrwöchigen oder mehrmonatigen stationären Behandlung wird üblicherweise ein Gewicht im Normbereich erreicht, das Essverhalten ist durch eine vorgegebene Struktur geregelt, Essanfälle treten, wenn überhaupt, nur noch selten auf. Aber der Transfer des gelernten Verhaltens aus dem Schutz einer klinisch-therapeutischen Institution in den Alltag mit allen bestehenden, üblichen Unsicherheiten ist schwierig. Essen für sich allein kochen oder in der Mensa oder Kantine essen wird zum Problem, die gelernte Struktur gerät bald durcheinander. Anorektisch denkende Patientinnen neigen im Zweifelsfall zur »Einsparung«, wie sie es nennen, bulimische Patientinnen essen etwas mehr. Emotionale Belastungen, Störungen des perfektionistischen Systems, Frust oder Langeweile ebnen den Weg in einen Rückfall. Weil ein Rückfall als selbst verschuldet erlebt wird, ist die Hürde, sich wieder Hilfe zu holen, sehr hoch. Außerdem haben nicht wenige Patientinnen – meist auch ihre Eltern – bei Entlassung aus der Klinik entschieden, ab jetzt gesund sein zu müssen.

Wie funktioniert Nachsorge?
Unserer Vorstellung nach sollte idealerweise Nachsorge als Behandlungsphase unmittelbar an eine stationäre Behandlung anschließen und selbstverständlich möglichst bald nach einem Rückfall. Ein wichtiger Bestandteil ist dabei eine individuelle

Ernährungsberatung mit Essensplan, angepasst an die Alltagssituation, aber auch ein praktisches Training einschließlich Einkauf und Zubereitung von Speisen.

Nachsorge in einer Gruppe dient im Besonderen dazu, ein individuelles Krankheitsverständnis anhand der eigenen Krankengeschichte zu erarbeiten. Das Verstehen der eigenen Krankengeschichte ist eine entscheidende Rückfallprophylaxe. Auch deshalb ist Psychoedukation in unserem Therapiekonzept längst unverzichtbar.

Patientinnen mit einer Essstörung, besonders mit einer restriktiven Magersucht, haben nicht selten eine eingeschränkte oder aufgehobene Störung der Wahrnehmung eigener und/oder fremder Gefühle (Alexithymie). Im Verlauf eines Rückganges von Symptomen der Essstörung kann gelegentlich ein Wiederentdecken von Gefühlen beobachtet werden. Auch diese Form der Auseinandersetzung mit Symptomen einer Essstörung ist nach unserer Erfahrung fast immer erst während einer Nachsorgephase möglich und sinnvoll.

In unserer jetzigen Nachsorgegruppe geht es nicht in erster Linie um Zu- oder Abnehmen, vielmehr um ein bestimmtes, individuell stimmiges Gewicht zu halten. Beim Essprogramm bleibt somit mehr Zeit, vor allem für genussvolles gemeinsames Essen und eine entsprechende Zubereitung.

Zur Erhöhung der Compliance haben wir unser Therapieangebot an die Ausbildungssituation der Patientinnen, meist Studentinnen, angepasst:

Basis-Therapietag, 1 Tag pro Woche, zurzeit Freitag, 10 bis 17.30 Uhr

Intensiv-Wochenende, 3 Tage im Monat, zurzeit erstes Wochenende im Monat, Freitag bis Sonntag. Familienworkshop einschließlich Geschwister und Partner am Sonntag

Ferienakademie, 6 zusammenhängende Wochentage jeweils

ganztags von 10 bis 17.30 Uhr einschließlich Essprogramm mit gemeinsamen Mahlzeiten.

Drei Patientinnen der aktuellen Nachsorge im TCEforum beurteilen diese Behandlungsphase:

Ines (Studentin, 20 Jahre): Nachsorge

Für mich ist die Nachsorge die eigentliche Therapie. In der Klinik habe ich es über einen längeren Zeitraum geschafft, zuzunehmen und mich wieder an normale Mengen zu gewöhnen, jedoch hat der Klinikalltag mit meinem Alltag als Studentin außer dem Essen und Schlafen nichts gemeinsam. Das wahre Leben findet nun mal nicht in einem Kokon statt, sondern man muss mit den ganz normalen, aber für uns Essgestörten häufig unaushaltbaren Unsicherheiten umgehen lernen. Es ist ein langer Prozess, ohne seine Krankheit Schicksalsschläge auszuhalten und konstruktiv zu verarbeiten. Eine Riesenhilfe stellt die Gruppe dar, ein Kreis von jungen Frauen im selben Alter, die durch ihr unglaubliches Verständnis, aber auch den richtigen Grad an Kritik, unterstützen, aufbauen und Tipps geben können.

Die Bewältigung einer Essstörung besteht leider aus so viel mehr, als nur wieder richtig essen zu lernen. Sie hat sich über die Jahre in so vielen Bereichen eingeschlichen, dass man erst nach Bewältigung der Symptome an die Kernpunkte gelangt und somit die »Wurzeln der Erkrankung« ziehen kann. Unsicherheiten in der Ablösung von den Eltern, Beziehungsmuster, die seit Jahren so waren, Einsamkeit nach dem Auszug, Zukunftsplanung – das sind alles Themen, zu denen man in der Akuttherapie gar nicht intensiv genug kommt oder die vor lauter Essen im Kopf noch gar nicht wirklich zugänglich sind.

Gemeinsam immer wieder Kernthemen des Lebens zu bearbeiten und Unsicherheiten zu klären verhindert nachhaltig, dass sich bestimmte kranke, aber jahrelang erlernte und somit nicht schnell löschbare Verhaltensmuster wieder einschleichen.

Eine Basis zu haben, zu der man immer wieder zurückkehren kann, ist, denke ich, das Wichtigste bei so einer Krankheit, die leider eine sehr hohe Rückfallquote hat.

Kirsten (Studentin, 22 Jahre): Nachsorge

Ich habe viele Therapien gemacht, viele verschiedene, lange und kurze, sinnvolle und grässliche. Ich weiß, dass es zu dem damaligen Zeitpunkt für mich und meine Eltern keine Alternativen gab, und ich denke nicht »was wäre, wenn«, aber ich wünsche allen zukünftig essgestörten Mädchen und Frauen, dass sie früher auf eine Stelle stoßen können wie das TCEforum.

Ich hatte viele Unsicherheiten in meinem Leben zu der Zeit, als ich ins Forum kam – was studieren? Wo? Wer will ich sein? Werde ich Anschluss finden in der neuen Stadt? Probleme des normalen Lebens, wie sie jeder in unserem Alter hat, das Problem ist nur, dass man als Essgestörte oft zu seiner Sucht als Kompensation greift, wenn es mal schwierig wird, und dann geht es wieder bergab. Klar, es wäre für uns auch schöner, wir kämen alleine mit allem klar, aber sich zu entscheiden, aus der Essstörung rauszugehen, heißt noch lange nicht, dass man das in allen Lebenssituationen umsetzen kann. Und die Sucht lauert immer um die Ecke. Ich konnte mit der Hilfe des Forums mein Studium beginnen und habe die Motivation, es auch weiterhin gut zu machen, es hinzukriegen.

Nach 2 Jahren allerdings wurde ich von einer depressiven Phase überrascht, und wer weiß, wohin es geführt hätte, wenn es das Forum nicht gegeben hätte. Ich bin Studentin, mein Leben ist unregelmäßig und voller Veränderung, guten und schlechten Überraschungen. Ich stehe mitten im Leben und ich möchte nicht dauernd rausgerissen werden, um wie zuvor wochenlange Klinikaufenthalte zu absolvieren.

Das ist für mich das Besondere am TCEforum, ich kann dort lebensbegleitende Therapie machen, so würde ich es nennen – nicht ein »Therapieleben« führen, wie es so viele Essgestörte tun, die ich auf meinem Weg kennengelernt habe. Kliniken sind in meinen Augen da, um eine Akutsituation zu entschärfen, alles andere ist ein Goldkäfig, der einen zwar für eine bestimmte Zeit vor der Krankheit schützt, aber man lernt dort nicht, damit umzugehen. Viel eher bekommt man dort das Gefühl »So jetzt werde ich nie wieder kranke Gedanken haben, es geht mir nur noch gut«. So ist es nicht und man wird eiskalt erwischt von all seinen kranken, süchtigen Gedanken, die noch so tief sitzen und sofort wieder da sind, sobald man wieder alleine ist

Im Forum dagegen, kann man lernen, achtsam zu sein, zu bemerken, was kranke Gedanken sind und wie man sie überwinden kann. Mit Frauen, die auch ein Leben leben, Sorgen teilen – oder sich sagen, wie absurd manches ist, was man denkt, und sich damit einen neuen Blickwinkel geben. Alles in allem waren alle Akuttherapien, die ich bisher gemacht habe, Wege, nicht mehr die Kranke zu sein, die ich war – die Therapie im Forum ist für mich eine Stütze in meiner Entwicklung zu der Frau, die ich sein möchte.

Laura (Studentin, 24 Jahre): Nachsorge

... Man glaubt nicht, wie hartnäckig diese Krankheit sein kann. Ich habe trotz großer Zweifel mein Studium fortgesetzt, konnte soziale Ängste abbauen und das Verhältnis zu meinen Eltern und zu Gleichaltrigen verbessern. Nach außen hin geht es mir also besser als je zuvor. Und dennoch lauert die Essstörung an jeder Ecke. Da einem selbst die symptomatischen Verhaltensweisen oft nicht sofort auffallen, ist es hilfreich regelmäßig Rückmeldungen aus der Gruppe und von den Therapeuten zu bekommen. Durch die Whatsapp-Gruppe habe ich außerdem die Möglichkeit, Probleme unmittelbar anzusprechen und mir Ratschläge aus der Gruppe einzuholen. Besonders in Prüfungsphasen oder nach Enttäuschungen neige ich dazu, in alte Gedankenmuster zu verfallen und rückfällig zu werden. Ich bin mir sicher, dass ich mich ohne die Hilfe des TCEforums bereits wieder aufgegeben und Zuflucht in einer Klinik gesucht hätte. Doch ich weiß, dass

ich nicht mehr dahin zurückmöchte. Ich habe so viele Jahre meines Lebens mit meiner Krankheit vergeudet und mich von meiner gewohnten Umgebung immer weiter entfernt. Hätte ich damals gewusst, dass nicht ein möglichst langer und intensiver Klinkaufenthalt, sondern eine gute Nachsorge ausschlaggebend ist, hätte ich vieles anders gemacht und das Heimtückische dieser Krankheit auch früher und besser verstanden.

Die folgende Anregung zu sinnlicher Wahrnehmung ist nach unserer Erfahrung ebenfalls ein Thema für die Nachsorgephase, wenn die Patientinnen, von der gedanklichen und sinnlichen Einengung durch die akute Krankheit befreit, in vielen Bereichen ein »neues« Leben kennenlernen:

Anleitung zur sinnlichen Wahrnehmung

Essgestört zu sein bedeutet starke Einengung auf ein schmales Stück unnatürliches Leben. Das Denken der Betroffenen ist auf die Essstörung konzentriert. Hunger und Völlegefühl sind oft die einzigen Gefühle, die noch gespürt werden, und über die Gemütslage entscheidet die Zahl auf der Waage. Menschen mit einer Essstörung nehmen die Welt um sich herum kaum mehr wahr.

Magersüchtige oder bulimische Patientinnen essen in Abhängigkeit vom Kaloriengehalt der Nahrungsmittel oder sie verschlingen wahllos Unmengen Nahrung in der bulimischen Phase. Beides hat mit Essen nichts zu tun. Ein Essen genießen, uns an einem Essen freuen können wir auch dann, wenn wir nicht an einer Festtafel essen, ein lukullisches Mahl verzehren oder unsere Lieblingsspeisen vorgesetzt bekommen.

Natürlich ist es unmöglich, dass wir uns an jeder Mahlzeit gleichermaßen erfreuen. Manches, was wir vorgesetzt bekommen, schmeckt uns eben nicht. Aber die Fähigkeit, Nahrung zu genießen oder zumindest sich darum zu bemühen, halten wir für erstrebenswert. Essen kann mit einer sinnlichen Wahrnehmung einhergehen. Ich kann einen Apfel nehmen, ihn in der Hand halten, ihn anschauen und beriechen, ich kann ihn auseinanderbrechen oder schneiden und schälen oder einfach hineinbeißen. Ich kann das süße Aroma schmecken oder das säuerlich-saftige, der Apfel kann mir zu mehlig sein oder gerade recht, sein Geschmack kann mich an einen früheren Apfel erinnern, oder ich finde vielleicht, dass der Apfel fad schmeckt. Jedenfalls sehe, rieche, schmecke, spüre ich den Apfel oder irgendeine andere Frucht, die ich nicht einfach »zu mir nehme« und hinunterschlinge, sondern mit wachen Sinnen esse, und so ist es mit vielen Produkten, die ich für meine tägliche Ernährung brauche. Schon das Einkaufen kann Spaß machen, ob viel oder wenig, ob teuer oder preisgünstig, spielt keine Rolle. Das Auswählen ist wichtig: Ob ich eine Melone oder eine Avocado oder eine andere Frucht für heute suche oder erst für morgen – ich muss lernen, zu erkennen, wann ein Käse am besten ist, welches Brot mir am besten schmeckt oder welcher Schinken. Auf einem Markt einzukaufen ist eine gute Gelegenheit, seine sinnliche Wahrnehmung zu trainieren, und bedeutet Freude für den, der sich darauf einlässt.

Das Wichtigste ist, zu lernen, sich selbst wahrzunehmen. Irgendwo muss man damit beginnen, zum Beispiel mit der Haut. Magersüchtige wirken oft alt, die Haut wird trocken, schuppig und unelastisch, weil das Fettgewebe schwindet und zu wenig Flüssigkeit vorhanden ist. Ein Außenstehender könnte meinen, den Magersüchtigen ist das alles egal – vielleicht deshalb, weil sie sich sowieso hässlich finden, und da kommt es auf die Haut auch nicht mehr an. Es wäre aber eine Chance, mit einer Änderung zu beginnen, nicht zuletzt, weil es sein kann, dass die Hautveränderungen eines Tages nicht mehr verschwinden, auch wenn sich das Körpergewicht normalisiert hat. Dabei ist es so wichtig, eine einigermaßen gepflegte Haut zu haben, nicht nur wegen des Aussehens. Unsere Haut ist ein sehr wichtiges Sinnesorgan. Mit der Haut spüren wir die Umwelt, wir nehmen die Luft wahr und die Temperatur, wir spüren den Wind, den angenehm kühlen Luftzug, wenn es heiß ist, oder die eisige Luft im Winter oder wir spüren den Sand unter den Fußsohlen oder den Waldboden oder Kieselsteine oder einen Teppich, oder die Holzdielen oder den Steinboden. Wieder kommt es nicht darauf an, ob etwas als angenehm oder unangenehm empfunden wird oder sogar als schmerzhaft. Wichtig ist allein, etwas wahrzunehmen und sich bewusst zu machen. Dann können wir uns etwas Angenehmes aussuchen, wenn wir darauf Lust haben, zum Beispiel ein warmes Bad spüren oder die kühle frische Bettwäsche oder eine besonders weiche Wolle auf der Haut oder eine gut riechende Creme.

Wir versuchen, unseren Patientinnen zu vermitteln, wie wichtig es ist, zu lernen, sich selbst zu spüren, den eigenen Körper wahrzunehmen. Dazu gehört auch Körperpflege, nicht nur aus hygienischen Gründen, sondern weil es angenehm ist, den eigenen Körper wahrzunehmen und ihm ab und zu etwas Gutes zu tun. Es kann schön sein, sich der eigenen Kraft oder Geschicklichkeit oder einer bestimmten Bewegung bewusst zu werden oder die Müdigkeit vor dem Einschlafen zu genießen oder sich zu entspannen.

Das alles ist erlernbar. Wir können unseren Patientinnen zeigen, wie sie ihre Umwelt mit ihren Sinnen in sich aufnehmen können, wie sie mit ihren Fingern erkunden können, aus welchem Material Gegenstände gemacht sind, ob aus Holz, aus Stein oder Plastik, und wie man sie unterscheiden kann, ohne hinzuschauen. Wir können anregen, eine Baumrinde zu spüren oder das Wetter zu beobachten, die Bewegung der Wolken und den Wechsel von Licht und Schatten. Wir können sie ermuntern, sich die Umwelt auch über das Gehör bewusst zu machen, nicht nur laute Musik zu hören, sondern auch leise verklingende Töne wahrzunehmen, ein Rascheln, ein Knattern oder ein Summen, die vielen verschiedenen Geräusche von der Straße, in einem Haus oder im Wald.

Patientinnen mit einer Essstörung müssen lernen, sich selbst und ihre Umgebung mit wachen Sinnen wahrzunehmen.

Denkanstöße aus dem TCEforum von Fachleuten und Patientinnen

Denkanstöße für junge Menschen mit einer Essstörung erreichen, auch wenn sie noch so zutreffend sind, während der akuten Krankheit diejenigen, an die sie gerichtet sind, überhaupt nicht, und das gilt meistens auch für die Eltern. Wir haben gelernt, dass erst später, wenn das Denken allmählich wieder frei wird, Patientinnen sich sehr wohl mit Ratschlägen auseinandersetzen, vor allem dann, wenn sie von Expertinnen, also ehemaligen Patientinnen, kommen. Während der Nachsorge sind somit Denkanstöße angebracht und hilfreich. Hier einige Beispiele:

- Es ist Aufgabe der therapeutischen Arbeit, zu klären, welche Funktionen die Magersucht für das Individuum erfüllt. Was auch immer dabei herauskommt, Tatsache bleibt:
- Magersucht ist ein Irrweg, ein Weg, der ins Verderben und nicht zu dem führt, was die Kranken sich wünschen. Magersucht täuscht, blendet und macht blind. Sie gaukelt etwas vor.
- Bedenkt man all das, wird die Behauptung, Magersucht bestehe aus Untergewicht und gestörtem Essverhalten, und Bulimie aus Heißhungerattacken, immer fragwürdiger,

ebenso das »Patentrezept«, essgestörte junge Menschen müssten nur wieder normal essen, damit der Spuk beendet ist.

- Die Essstörung ist oft das Einzige, was den Betroffenen innerhalb ihrer Familie an Individualität bleibt, sie ist die »Sprache«, in der sie sich artikulieren können, und das Mittel, mit dem sie sich abzugrenzen und durchzusetzen wissen.
- In Anbetracht der Fülle von Problemen, Schwierigkeiten und Störungen im emotionalen Bereich, im zwischenmenschlichen Kontakt kann die eigentliche Essstörung wie ein unwesentliches Begleitsymptom in den Hintergrund treten.
- Es ist nicht irgendeine psychotherapeutische Methode, die Sie gesund macht, sondern Ihre Bereitschaft zur Krankheitsbewältigung, Ihre Aktivität im Therapieverlauf sowie eine gute Zusammenarbeit auf Augenhöhe mit Ihrem Therapeuten bzw. dem therapeutischen Team.
- Das Spektrum therapeutischer Techniken ist groß. Ob über den Weg der Einsicht, des Verstehens, des Aufarbeitens bewusster und unbewusster Konflikte gearbeitet wird oder mithilfe von Körper- und Bewegungstechniken, Entspannung, Gestaltung und Meditation – das Ziel ist immer das gleiche, nämlich Körper, Geist und Seele den individuellen Möglichkeiten entsprechend wieder in ein Gleichgewicht zu bringen.
- Ihr fester Wille, die Essstörung ganz aufzugeben, ist ausschlaggebend. Die Bereitschaft, nur lästige Seiten der Erkrankung zu bekämpfen, wie ein extremes Untergewicht oder zu häufige Heißhungerattacken, reicht nicht aus.
- Es wäre ein großer Erfolg, wenn Sie sich von der Macht der Waage befreien könnten und es nicht mehr zuließen, dass Ihre Stimmung von diesem Messinstrument diktiert wird;

Glück und Zufriedenheit können nicht von ein paar Hundert Gramm abhängen.

- Sie sind nicht gezwungen, unmäßig viel zu essen; Sie tun es, weil Sie es wollen. Sie können es auch lassen, zwar nicht auf Knopfdruck, auch nicht von heute auf morgen, aber in kleinen Schritten und mit entsprechender therapeutischer Hilfe, wenn möglich, zusammen mit anderen in einer Gruppentherapie.

Ein Wort an die Eltern:

- Akzeptieren Sie, dass Essstörungen, Magersucht, Bulimie und Esssucht, Krankheiten sind.
- Versuchen Sie nicht, die Essstörung Ihres Kindes in der Familie in den Griff zu bekommen!
- Bedenken Sie, dass sich hinter dem auffälligen Essverhalten Ihres Kindes mehr verbirgt als ein Schlankheitstick.
- Reduzieren Sie die Wahrnehmung Ihres Kindes nicht auf das Essverhalten.
- Versuchen Sie zu akzeptieren, dass Ihr Kind das Essen nicht verweigert, um Sie zu ärgern.
- Beurteilen Sie Ihr Kind nicht ausschließlich nach Noten und sonstigen Leistungen, Sie könnten nämlich ein falsches Bild von der Schwere der Krankheit bekommen.
- Motivieren und unterstützen Sie Ihre Tochter, Ihren Sohn, wenn es um eine professionelle Therapie geht.
- Wenn Sie bei Ihrer Tochter ein bulimisches Verhalten entdecken, bricht die Welt nicht zusammen. Versuchen Sie, offen mit ihr darüber zu sprechen, und versuchen Sie, Ihre Tochter zu einer Therapie zu motivieren.
- Vermeiden Sie Schuldzuweisungen untereinander. Sie vergiften das Klima in einer Situation, die von allen Beteiligten viel Kraft verlangt. Keine Mutter und kein Vater ist schuld an der Magersucht des Kindes!

- Suchen Sie nicht nach der entscheidenden Ursache für die Essstörung Ihres Kindes. Die gibt es nämlich nicht!
- Reflektieren Sie Ihre eigene Einstellung zu Schlankheit und Figur und führen Sie sich Ihr eigenes Ess-und Diätverhalten vor Augen!
- Nehmen Sie zur Kenntnis, dass Essstörungen auch medizinische Komplikationen hervorrufen können, die manchmal ein bedrohliches Ausmaß erreichen!
- Essstörungen sind seltene Krankheiten. Deshalb kann es sein, dass Ihre Ärztin oder Ihr Arzt nicht so gut Bescheid weiß. Ein normaler Befund bei einer flüchtigen Untersuchung sagt nichts über die Schwere der Krankheit aus.
- Essstörungen verstehen wir auch als eine Art Sprache, mit der der erkrankte junge Mensch etwas ausdrücken will. Helfen Sie der Therapeutin oder dem Therapeuten dabei, diese Sprache zu entschlüsseln.
- Vermeiden Sie die täglichen Gespräche über Essen und versuchen Sie nicht, durch Lieblingsspeisen oder mit Sahne angereicherte Nahrung Ihrem Kind ein paar Kalorien mehr zuzuführen! Es könnte nämlich sein, dass Sie dadurch Erbrechen provozieren!
- Sie helfen Ihrem Kind nicht, wenn Sie immer den Kühlschrank heimlich auffüllen! Sie verzögern dadurch eine notwendige Behandlung! Essen Sie nicht Ihrem Kind zuliebe mehr, als für Sie gut ist!
- Wenn eine Therapie in Aussicht genommen ist, überlassen Sie es Ihrem Kind, Termine selbst zu vereinbaren, wenn es dazu in der Lage ist.
- Fragen Sie Ihre Tochter, Ihren Sohn nicht ständig nach dem aktuellen Gewicht, sondern fragen Sie Ihr Kind, wie es ihm geht!
- Sprechen Sie Ihre Tochter oder Ihren Sohn an, wenn Sie den Eindruck haben, dass sie oder er trauriger und einsa-

mer geworden ist. Vermeiden Sie es dabei, auf das gestörte Essverhalten hinzuweisen.

- Bedenken Sie bei all dem Leid, das Sie empfinden, dass Ihr Kind unter der Essstörung am meisten leidet!
- Empfinden Sie eine Psychotherapie nicht als Schande, sondern als Chance für Ihr Kind und die ganze Familie!

Ratschläge einer sechzehnjährigen Patientin für ihre Eltern

- Sprecht mich nicht auf Essen, Gewicht oder Figur an (»Du bist dick/dünn/gefräßig«), sondern fragt mich lieber, wie es mir geht.
- Redet nicht mit anderen über mich, sondern mit mir. Sonst habe ich das Gefühl, hintergangen und ausgegrenzt zu sein!
- Auch wenn ich Bücher über Essstörungen scheinbar ignoriere, brenne ich darauf, sie heimlich zu lesen.
- Zwingt mich nicht zu einer Therapie – nur wenn ich selbst gesund werden will, ist eine Therapie sinnvoll: Der Kampf gegen die Essstörung erfordert viel Eigeninitiative.
- Behandelt die Essstörung nicht als Tabu, sondern sprecht offen und ohne Heimlichtuerei darüber.
- Versucht nicht, mich zum Essen zu zwingen oder zu überreden. Ich kann einfach nicht mehr normal essen.
- Reduziert mich nicht auf die Essstörung. Es verletzt mich, wenn ihr euch nur noch für mein Essverhalten interessiert!
- Ich will als Mensch wahrgenommen werden und nicht als Essgestörte.
- Es ist sinnlos, wenn ihr versucht, mich zu therapieren. Ihr könnt weder einen Therapeuten noch die beste Freundin ersetzen!
- Ich würde mir wünschen, dass ihr euch über Essstörungen informiert.
- Behandelt mich nicht wie ein rohes Ei, sondern wie einen normalen Menschen!

- Warum seht ihr hervorragende Leistungen als selbstverständlich an? Ich würde mir wünschen, dass ihr mich auch einmal lobt und mir das Gefühl vermittelt, dass Anerkennung und Liebe davon unabhängig sind. Ich denke sonst leicht, dass ich immer noch besser sein muss, um überhaupt wahrgenommen und geliebt zu werden.
- Ich wünsche mir, dass ihr meine Essstörung nicht als kleine Spinnerei oder Schlankheitstick abtut! Es ist furchtbar für mich, wenn ich als »ein bisschen verrückt« abgehandelt werde: Eine Essstörung ist eine Krankheit und sie ist entstanden, weil ich Probleme habe, und nicht, weil ich ein bisschen dünner sein wollte.
- Haltet mich nicht von einer Therapie ab: Meine Krankheit ist kein Spleen, sondern eben eine Krankheit. Es ist für mich selbst schon schwer genug, einzusehen, dass ich krank bin und Hilfe brauche! Die Bereitschaft, eine Therapie anzufangen, ist ein Zeichen von Mut und Stärke und keine Schwäche, die dem Ruf der Familie schadet! Es tut verdammt weh, wenn ihr das so seht!

Derzeitige und ehemalige Patientinnen raten Betroffenen:

- Wenn du das Gefühl hast, dass du dein Essen nicht im Griff hast, steckt oft viel Tieferes dahinter. Versuch, herauszufinden, was das ist.
- Wenn du das Gefühl hast, dass andere negativ über dich denken, glaube uns: Das spielt sich nur in unseren Köpfen ab.
- Das sichere Gefühl, dass alles gut wird, wenn du dein Traumgewicht hast, ist ein Irrglaube. Egal wie wenig du wiegst – du wirst nie zufrieden damit sein können.
- Jeder bulimisch Kranke denkt: Das war der letzte Essanfall und ab morgen wird alles anders. Wie oft hast du das schon gedacht?

- Wenn du deine gleichaltrigen Freunde siehst: Was hast du schon alles verpasst? Was musst du schon alles aufholen?
- Essstörungen schränken unser Leben ein! Gib dich damit nicht zufrieden!
- Die Klinik kann eine große Hilfe sein, aber verpasse den Absprung in das reale Leben nicht!
- Mit dem Essprogramm kann man auch von zu Hause aus zunehmen, aber suche dir ambulante Unterstützung (Gruppe, wenn möglich!!).
- Der Hunger unserer Seele ist schwer zu stillen, noch so riesige Nahrungsmengen können uns nicht satt machen.
- Wir wollen geliebt und wahrgenommen werden, Mitleid und Sorgen sind nicht das, was wir suchen.
- Magersucht und Bulimie zerstören. Such dir jemanden, der dir deine wahren Stärken zeigt.
- Essen kann deine Leere nicht füllen, Essen kann dir keinen Freund und keine Freundin ersetzen.
- Magersucht und Bulimie machen einsam. Du entfernst dich immer weiter von denen, deren Nähe du eigentlich suchst.
- Niemand verliebt sich in eine Bauchkuhle oder dünne Oberschenkel.
- Frage deine Therapeuten, was du tun kannst, um deine Stärken zu stärken. Was du tun kannst, um selbstbewusster zu werden, was du tun kannst, um Anschluss zu finden, was du tun kannst, um dich von deinen Eltern abzulösen, um dich deinen Eltern gegenüber durchzusetzen, um dich nicht mehr verantwortlich für die Ehe deiner Eltern zu fühlen und nicht für das Glück und die Zufriedenheit deiner Mutter.
- Wenn du zu deinem Arzt (Jugendarzt, Hausarzt, Frauenarzt) gehst, sage die ganze Wahrheit und nicht die halbe.
- Ärzte sind keine Hellseher.

- Wenn du willst, lade dir die Patientenleitlinie runter, dort findest du auch Online-Adressen.
- Wenn du auf einen Therapieplatz wartest, nimm nicht noch weiter ab, es geht um dich und nicht darum, wer die Dünnste in der Gruppe ist.
- Trau dich, dich selbst bedürftig und krank zu nennen. Du bist es! Und du darfst um Hilfe bitten und sie annehmen.
- Du hast so viel Kraft und Energie dafür aufgewendet, perfekt zu sein. Lass los! Üb es ganz bewusst, nicht perfekt zu sein und alles zu 100 Prozent zu erledigen. Deine Aufgabe ist es, 90 Prozent auszuhalten, Wetten, es ist immer noch richtig, richtig gut?!
- Versuch nicht, mit deiner Traurigkeit, deiner Wut, deiner Ohnmacht, mit der Sackgasse, in der du steckst, allein fertig zu werden. Such dir kompetente, zugewandte, vorausschauende, dich wahrnehmende Therapeuten.
- Die Magersucht ist eine Sackgasse. Es gibt kein lebenswertes Leben mit »ein bisschen Magersucht«. Du musst die Krankheit verabschieden. Keine Frage, dass du dafür Zeit und vor allem professionelle Hilfe brauchst. Was dann kommt? Dein Leben mit allen, allen Seiten, schönen und hässlichen, anstrengenden und genussvollen, langsamen und schnellen, aber vor allem: dein Leben ohne Gewichtskontrolle, Selbstkasteiung, Essensparen, Zwänge. Du kannst lernen zu leben.
- Niemand kommt magersüchtig auf die Welt. Was war dein Schicksal? Wie heißt deine Last? An welche Stelle hast du die Magersucht gebraucht, um nicht völlig unterzugehen? Trau dich, hinzuschauen!

KOCHEN
will gelernt sein

Kochanleitungen und Rezepte

Die Kochanleitungen erklären sich von selbst, vegetarische (Vt) und vegane (V) Rezepte sind gekennzeichnet.

Die Rezepte sind alle im TCEforum ausprobiert und als schmackhaft empfunden worden.

Bei der Auswahl der Zutaten ist es immer ratsam, auf Frische, Herkunft und Saison zu achten.

Viel Vergnügen beim Ausprobieren und Zubereiten!

Zunächst macht es Sinn, sich zu Hause einen gewissen Grundstock an haltbaren Lebensmitteln anzulegen, um auch einmal ohne Einkaufen versorgt zu sein. Die folgende Vorratsliste dient als Basis und ist individuell erweiterbar.

Grundanleitungen

Basic 1: Nudeln kochen

Pro Person rechnet man zwischen 125 g und 180 g trockene Nudeln. Als Faustregel gilt: etwa 1 l Wasser und 1 TL Salz pro 250 g Nudeln. Dafür in einen ausreichend großen Topf die benötigte Wassermenge füllen und zum Kochen bringen. Dann das Salz und die Nudeln hineingeben und umrühren damit sie nicht zusammenkleben. Die Hitze etwas reduzieren und kurz vor Ablauf der angegebenen Kochzeit die Nudeln auf Bissfestigkeit prüfen. Wenn sie fertig sind, durch ein Sieb abgießen.

Nudeln können auf Vorrat gekocht werden und können zum Beispiel in einer Nudel-Gemüsepfanne weiterverarbeitet werden oder kalt als Nudelsalat.

Vollkornnudeln sind etwas bissfester und können auch sehr gut kombiniert werden. Bei Nudeln aus Linsen oder Buchweizen etc. Kochhinweise auf der Packung beachten, da die Zeiten variieren.

Basic 2: Reis kochen

Für Basmatireis oder Langkornreis (parboiled) gilt das Verhältnis 1 : 2, das heißt, man benötigt immer die doppelte Menge Wasser (Das wären pro Person ½ Tasse Reis und 1 Tasse Wasser). Beides abmessen und zusammen mit etwas Salz in einen Topf geben und aufkochen lassen.

Die Hitze abdrehen und den Topf auf der heißen Herdplatte stehen lassen und den Reis ausquellen lassen, bis alles Wasser verbraucht ist. Das dauert etwa 20 Minuten.

Vollkornreis braucht etwas mehr Wasser und dauert ca. 10 Minuten länger.

Basic 3: Couscous und Bulgur zubereiten

Couscous oder Bulgur sind schöne Alternativen zu Reis, beides ist Weizen. Couscous ist etwas feiner und es gibt eine Instantvariante, die nur mit kochendem Wasser übergossen werden muss. Bei beidem geht die Zubereitung aber schnell, und es schmeckt kalt (als Salat mit Gemüse und Kräutern) oder warm (als Beilage oder mit Gemüse als Mahlzeit). Für die Zubereitung die jeweilige Packungsbeilage beachten.

Basic 4: Kartoffeln kochen

Für klassische Salzkartoffeln die Kartoffeln nach dem Waschen schälen und in Stücke schneiden. In Salzwasser kochen. Die Garzeit hängt von der Größe der Stücke ab, Richtwert etwa 20 bis 25 Minuten Die Kartoffeln sollen während des gesamten Garens mit Wasser bedeckt sein. Mit einer Gabel lässt sich überprüfen, wann die Kartoffeln fertig sind.

Für Pellkartoffeln bleibt, wie der Name schon sagt, die Pelle (Schale) dran. Dafür die Kartoffel gut waschen bzw. abbürsten. Ursprünglich werden sie in einem Siebeinsatz gedämpft, können aber auch in Wasser gekocht werden.

Dafür nicht ganz mit Wasser bedeckt und mit geschlossenem Topfdeckel bei mittlerer Hitze kochen. Dauer etwa 25 Minuten.

Basic 5: Gemüse

- Gemüse am besten frisch verarbeiten, bei längerer Lagerung verliert es die meisten Vitamine,
- vor der Verarbeitung gut waschen und in verzehrgroße Stücke schneiden (Scheiben, Stücke, Stifte …),
- die meisten Gemüse lassen sich roh verzehren, dünsten (garen in wenig Flüssigkeit bei geringer Hitze), kochen (garen in viel Flüssigkeit bei höherer Temperatur) oder anbraten (in einer Pfanne in etwas Öl bei höherer Hitze anbraten, dann Temperatur reduzieren).

Basic 6: Kräuter

- Frisch verwendet geben sie den intensivsten Geschmack und die meisten Vitamin- bzw. Mineralstoffe, sie sollten nicht mitgekocht werden. Am besten erst kurz vor dem Servieren dazugeben.
- Frische Kräuter, in einem feuchten Küchentuch eingeschlagen und im Kühlschrank aufbewahrt, halten dort ca. 3 Tage.
- Für den Vorrat: Einfrieren oder Trocknen.
- Alternativ zum selbst Einfrieren gibt es auch viele Tiefkühlkräuter fertig zu kaufen, diese sind sehr gut portionierbar.
- Bei gekauften, getrockneten Kräutern bitte unbedingt auf die Herkunft, Haltbarkeit und Lagerung achten.
- Zum Beispiel Melisse, Minze, Brennnessel, Salbei, Kamille lassen sich sowohl frisch als auch getrocknet als Tee verwenden.

Nudelgerichte

Nudeln nach Wahl werden gekocht wie oben beschrieben.

Tomatensoße (V)

Zutaten (für 4 Personen)
1 große Zwiebel
1 EL Öl
6 bis 8 Tomaten (oder 1 Dose geschälte Tomaten à 800 g)
Salz, Pfeffer, Zucker, Basilikum, Oregano

Zubereitung: Die Zwiebeln fein würfeln und in einem Topf in 1 EL Öl andünsten. Die gewürfelten Tomatenstücke zugeben und ca. 15 Minuten köcheln lassen. Mit einem Mixstab das Ganze pürieren und mit Salz, Pfeffer, Oregano und einer Prise

Zucker abschmecken. Die Soße soll sämig sein, um gut an den Nudeln haften zu können. Wenn nötig, noch etwas Flüssigkeit (Gemüsebrühe oder Wasser) zugeben.
Mit frischem Basilikum bestreut servieren.

Grünes Pesto (V)

Für drei Gläschen à 180 g (eines zum Essen, eines zum Aufbewahren und eines davon zum Verschenken!) brauchen Sie folgende Zutaten:

Zutaten
1 Topf frisches Basilikum, verwendet werden nur die Blätter
150 g Rucola, 1 bis 2 Zehen frischer Knoblauch
120 g geriebener Parmesan oder Pecorino
120 g Pinienkerne oder Cashewnüsse
Salz und Pfeffer
ca. 300 ml gutes Olivenöl

Zubereitung: Das gewaschene und getrocknete Basilikum/Rucola abzupfen und zusammen mit der Knoblauchzehe, Salz und Pfeffer in eine hohe Rührschüssel geben. Das Olivenöl nach und nach dazuschütten und mit dem Pürierstab so lange mixen, bis eine feine Masse entsteht (dauert etwas). Jetzt erst die Nüsse und den geriebenen Parmesan dazugeben und weitermixen, bis es eine sämige Masse ist.
Die tatsächliche Menge des Olivenöls ist abhängig von der gewünschten Konsistenz des Pestos. Da es meist zu Nudeln gegessen wird, schmecken Sie es richtig kräftig und würzig ab. Passt aber auch als Brotaufstrich oder zu Fisch.
In einem verschlossenen Glas, mit Olivenöl bedeckt, hält es im Kühlschrank mindestens ein bis zwei Wochen.
Am beliebtesten ist das Pesto mit Basilikum, es lassen sich aber auch Bärlauch oder Petersilie so verarbeiten.

Spinat-Schafskäse-Soße (Vt)

Zutaten (für 4 Personen)
1 große Zwiebel
1 Knoblauchzehe
1 TL Öl
600 g frischer Blattspinat oder 400 g Rahmspinat (tiefgekühlt)
½ Tasse Wasser
150 g Feta
Salz, Pfeffer, gemahlener Muskat
200 ml Sahne

Zubereitung: Die Zwiebel und die Knoblauchzehe fein würfeln und in 1 TL Öl andünsten. Den gewaschenen Spinat und den gewürfelten Feta hinzugeben und bei kleiner Hitze köcheln lassen. Gut mit Salz, Pfeffer, Muskat abschmecken. Zum Pürieren mit dem Mixstab die Sahne dazugießen und noch einmal aufkochen lassen.
Die frisch gekochten Nudeln gleich im Topf mit dem Spinatgemisch vermischen und dann servieren.

Penne all'arrabbiata (Vt) (schön scharf!)

Zutaten
500 g Penne
1 große Zwiebel, 2 Knoblauchzehen
1 EL Olivenöl
1 rote frische Chilischote oder getrocknete
1 Dose (400 g) gewürfelte Tomaten
Salz, Pfeffer, Parmesan gerieben
gehackte Petersilie oder Basilikum

Zubereitung: Die Zwiebel und den Knoblauch schälen und fein würfeln, die Chilischote in feine Streifen schneiden (Vorsicht! Anschließend unbedingt die Hände waschen und das Brett und Messer abspülen!)
Die Nudeln in ausreichend kochendes Salzwasser geben und währenddessen in einer Pfanne die Zwiebeln, Knoblauch und Chili in Olivenöl anschwitzen. Mit 2 EL Nudelwasser ablöschen und die Tomaten dazugeben. Auf mittlerer Hitze einige Minuten einkochen lassen.
Nun gut mit Salz und Pfeffer abschmecken und anschließend die fertigen, abgegossenen Nudeln mit der Soße mischen. Mit Parmesan und gehackten Kräutern bestreut servieren.

One Pot Pasta (V)

Zutaten (für zwei Personen)
180 g ungekochte Nudeln (z. B. Bandnudeln)
½ l Wasser
300 g Kirschtomaten
1 Zwiebel, 1 bis 2 Zehen Knoblauch
30 g Rucola, Basilikum frisch
1 EL Olivenöl, 1 TL Salz, Pfeffer, Chiliflocken

Zubereitung: Die Zwiebel und den Knoblauch fein schneiden, Basilikumblättchen zerzupfen und die Tomaten halbieren. Alle Zutaten (das kalte Wasser, die Nudeln, die Tomatenhälften, Zwiebel, Knoblauchzehen, Basilikum, Gewürze und Olivenöl) gleichzeitig in einen großen Topf geben und erhitzen. Es dauert etwas, bis alles kocht. Die Hitze dann niedriger drehen und das Ganze simmern lassen (ca. 10 bis 12 Minuten) bis kein Wasser mehr da ist und die Nudeln bissfest sind. Dabei regelmäßig umrühren.
Die heißen Nudeln auf Tellern mit dem Rucola anrichten.

Bandnudeln mit Austernpilzen und Kräutern (Vt)

Zutaten
400 g Austernpilze
3 Zweige Thymian
500 g Bandnudeln
100 g kalte Butterwürfel
2 Tomaten
16 Salbeiblätter
2 EL Crème fraîche
1 Bund Petersilie und Schnittlauch
1 Knoblauchzehe
50 ml Brühe
100 g kalte Butter zum Anbraten

Zubereitung: Die Austernpilze entstielen und in Streifen schneiden. Die Tomaten blanchieren, vierteln, entkernen und würfeln. Die Kräuter waschen, trocken tupfen und zerkleinern. Den Knoblauch hacken und parallel die Nudeln bissfest kochen. Während die Nudeln kochen, die Pilze in einer größeren Pfanne in Butter anbraten. Je höher die Anbrathitze, desto weniger Wasser tritt aus. Die Tomaten und den Knoblauch zum Schluss kurz mitbraten und mit Brühe ablöschen. Das Ganze auf die Hälfte einkochen. Zum Schluss die Butterwürfel, die Crème fraîche und viele Kräuter untermischen. Servieren.
Dazu passt Blattsalat.

Zucchini-Bandnudel-Auflauf

Zutaten (für 4 Personen)
500 g Zucchini
1 Zwiebel
1 Knoblauchzehe
250 g gekochter Schinken
200 g Bandnudeln
200 g grüne Bandnudeln
Salz, Pfeffer
1 EL Butter
Butter für die Form
80 g Parmesan
30 g Mandelblättchen

Zubereitung: Die Zucchini putzen, waschen, erst quer und dann längs halbieren und mit dem Küchenhobel in feine Scheiben hobeln. Die Zwiebel und die Knoblauchzehe schälen und fein hacken. Schinken würfeln.
Nudeln nach Packungsanweisung in ausreichend kochendem Wasser kochen, abgießen und abtropfen lassen. Die Butter schmelzen, die Zwiebelwürfel darin glasig dünsten, Schinken zugeben und mitanbraten. Die Zucchini zugeben und mitdünsten. Die Knoblauchwürfel darüber streuen und mit dem Gemüse vermengen. Mit Salz und Pfeffer würzen.
Eine feuerfeste Form einfetten und die Bandnudeln einfüllen. Darüber das Zucchinigemüse schichten. Den Käse darüber reiben und gleichmäßig verteilen. Unter dem Grill goldbraun überbacken.
Die Mandeln in einer beschichteten Pfanne ohne Fettzugabe hellgelb rösten und kurz vor dem Servieren über den Auflauf streuen.
Ohne Schinken natürlich auch vegetarisch zuzubereiten.

Vegetarische Lasagne (Vt)

Zutaten
100 g Grünkern (geschrotet)
3 Lorbeerblätter
1 TL Salz
ca. 250 ml Gemüsebrühe
1 Knoblauchzehe
1 Zwiebel
Olivenöl
1 Dose (400 g) gewürfelte Tomaten
Salz, Pfeffer
Oregano
400 g Nudelplatten
200 ml Sahne
1 Mozzarella

Zubereitung: Den geschroteten Grünkern mit den Lorbeerblättern in der Brühe ca. 10 Minuten kochen lassen und gut ausquellen lassen. Währenddessen den Knoblauch pressen, die Zwiebel fein würfeln und in Olivenöl glasig dünsten, mit den Tomaten aufgießen. Alles einige Minuten köcheln lassen, die gequollene Grünkernmasse unterrühren und gut würzen. In einer gefetteten Auflaufform die Nudelplatten und die Grünkernmasse abwechselnd schichten, die oberste Schicht sollte Grünkern sein. Mit der Sahne übergießen und mit in Scheiben geschnittenem Mozzarella belegen.
Das Ganze bei 180 °C ca. 25 bis 30 Minuten überbacken.
Dazu passt ein schöner gemischter Salat.

Mediterraner Nudelsalat (Vt)

Resteverwertung Nudeln vom Vortag

Zutaten
kalte Nudeln (z. B. Penne) etwa 400 g
1 rote Paprikaschote
2 Tomaten
1 kleine Zwiebel oder 2 Frühlingszwiebeln
80 g getrocknete Tomaten ohne Öl
125 g Rucola, frischer Basilikum
200 g Feta
3 EL Olivenöl
3 EL Balsamicoessig
Salz, Pfeffer

Zubereitung: Zuerst die Paprika, Tomate und Zwiebel in kleine Würfel schneiden, die getrockneten Tomaten in Streifen, den Rucola waschen und ebenfalls etwas zerkleinern, den Feta grob zerbröseln. Alles zusammen mit den kalten Nudel in eine Schüssel geben und mit dem Olivenöl und dem Balsamicoessig anmachen. Gut mit Salz und Pfeffer abschmecken und vermischen mit Basilikum garnieren.

Reisgerichte

Gemüsecurry (V)

Zutaten (für 4 Personen)
1 Knoblauchzehe
2 Karotten
1 Bund Frühlingszwiebeln oder 1 Zwiebel
1 Zucchini
2 Paprikaschoten
150 g Champignon
150 g Zuckerschoten
10 bis 12 Cocktailtomaten
400 g Brokkoli
1 Dose Kokosmilch
rote Currypaste, dunkle Sojasoße
Salz
Koriander, Muskat, Zimt
frisches Thaibasilikum
1 Würfel Tofu (200 g)

Zubereitung: Das gesamte Gemüse waschen, in mundgerechte Stücke schneiden (Scheiben oder Stifte) und zusammen mit 2 EL roter Currypaste in 1 EL Sonnenblumenöl andünsten. Mit Kokosmilch aufgießen und ca. 10 Minuten köcheln lassen. Mit Sojasoße und Koriander/Muskat und Salz abschmecken. Parallel zum Gemüse den Tofu, in einer Pfanne in Streifen geschnitten, anbraten. Das Gericht ist fertig, wenn das Gemüse bissfest ist.
Dazu gibt es Basmatireis und frische Thaibasilikumblättchen.
Alternativen zu Tofu: gebratene Putenbrust- oder Rinderfiletstreifen.

Kürbis-Risotto (Vt)

Zutaten
1 kg Kürbis (geschält, gewogen)
50 g Butter
ca. ¾ l Gemüsebrühe
1 Bund Petersilie
Salz, Pfeffer, Paprika
1 Zwiebel
250 g ital. Risotto-Reis
120 g geriebener Sbrinz-Käse
2 bis 3 EL Sauerrahm

Zubereitung: Geschälten Kürbis entkernen und in Würfel schneiden. 30 g Butter in einer Pfanne erhitzen. Kürbiswürfel darin glasig anbraten, dann mit gut ¼ l Gemüsebrühe ablöschen. Petersilie hacken, mit den Gewürzen dazugeben und bei geringer Hitze gar dünsten. In einem separaten Topf restliche Butter zerlassen. Zwiebel schälen, hacken und in der heißen Butter glasig braten. Reis zufügen, ebenfalls anschwitzen. Mit der restlichen Gemüsebrühe ablöschen und bei mittlerer Hitze ca. 20 Minuten köcheln lassen. 5 Minuten vor Ende der Garzeit Sbrinz-Käse und Sauerrahm daruntermischen und das Kürbisgemüse unterheben. Nochmals gut erhitzen und sofort servieren. Das Kürbisgemüse kann zusätzlich mit 2 TL Currypulver pikant gewürzt werden.

Kartoffel- und Gemüsegerichte

Gebackener Kürbis mit Joghurt und Koriander (Vt)

Zutaten (für 4 Personen)
1 großer Butternusskürbis (etwa 1,5 kg)
1 TL gemahlener Zimt
90 ml Olivenöl
50 g Koriandergrün, Blätter und Stiele
1 kleine Knoblauchzehe, zerdrückt
20 g Kürbiskerne
200 g griechischer Joghurt

Zubereitung: Den Backofen auf 220 °C vorheizen. Den Kürbis senkrecht halbieren und die Kerne entfernen. Den Kürbis mit Schale in etwa 2 cm dicke und etwas 8 cm lange Spalten schneiden, in eine große Schüssel legen, 3 EL Olivenöl, Zimt, 2TL Salz und 1 Prise schwarzen Pfeffer zugeben und alles gründlich vermengen, bis der Kürbis rundherum gleichmäßig bedeckt ist. Die Kürbisspalten mit der Schale nach unten auf einem mit Backpapier ausgelegten Blech verteilen und 35 bis 40 Minuten im Ofen backen, bis das Fruchtfleisch weich ist und Farbe angenommen hat. Währenddessen das Koriandergrün und den Knoblauch für die Soße mit 4 EL Olivenöl sowie ½ TL Salz im Mixer fein zerkleinern.
Die Ofentemperatur kurz vor Ende der Garzeit auf 180 °C reduzieren und die Kürbiskerne auf einem Blech im Ofen rösten, bis die äußere Haut aufplatzt und die Kerne knusprig sind. Alles herausnehmen und kurz abkühlen lassen.
Die Kürbisspalten auf einer Platte anrichten und zuerst mit dem Joghurt dann mit dem Kräuteröl beträufeln. Mit den gerösteten Kürbiskernen und dem Koriander garnieren und servieren. Wer es scharf möchte kann mit Chiliringen würzen.

Gefüllte Zucchini mit Couscous, Feta und Pinienkernen (Vt)

Zutaten (für 2 Personen)
150 g Couscous
1 kleine weiße Zwiebel, 1 Knoblauchzehe
3 TL Rapsöl
1 EL Pesto rosso
20 g Pinienkerne
2 Frühlingszwiebeln
80 g Feta
2 Zucchini à ca. 200–250 g
Meersalz, schwarzer Pfeffer

Zubereitung: Den Couscous mit kochendem Wasser übergießen und 5 Minuten quellen lassen. Zwischenzeitlich die Zwiebel und den Knoblauch in sehr feine Würfelchen schneiden, 1 TL Rapsöl in einer Pfanne erhitzen und beides darin kurz andünsten. Die Frühlingszwiebeln putzen und in feine Ringe schneiden, zusammen mit dem Pesto rosso, den Pinienkernen, den angedünstetn Zwiebelwürfeln und den Knoblauch zum Couscous geben und alles vorsichtig vermengen. Den Feta zerbröseln und ebenfalls untermischen. Die gewaschenen Zucchini halbieren und mit einem Löffel die Kerne entfernen und mit Salz und Pfeffer würzen.
Parallel dazu den Backofen auf 180 °C Ober-/Unterhitze vorheizen. Bevor der Backofen heiß ist, in einer beschichteten Pfanne das restliche Öl erhitzen und die Zucchinihälfte von beiden Seiten je ca. 1 Minute anbraten. Auf ein mit Backpapier belegtes Backblech legen und jede Hälfte mit der Couscousmischung füllen. Nun im Backofen auf mittlerer Schiene ca. 20 Minuten backen. Dazu passt Tomatensoße.

Ofenkartoffeln (V)

Zutaten (pro Person als Hauptspeise)
3 mittelgroße Kartoffeln
3 EL Olivenöl, Salz, Pfeffer, Rosmarin

Zubereitung: Die Kartoffeln gut waschen und noch mit Schale halbieren oder vierteln (je nach Größe). In einer Schüssel zusammen mit dem Olivenöl, den Gewürzen und dem Rosmarin gut mischen und auf einem Backblech verteilen. Im vorgeheizten Ofen bei 200 °C ca. 25 bis 30 Minuten backen, bis eine goldene Kruste entstanden ist.
Dazu passen sämtliche Dips.

Kartoffel-Karotten-Puffer (Vt)

Zutaten
150 g Karotten
150 g mehlige Kartoffeln
1 Ei
15 g Weizenvollkornmehl
Salz, Pfeffer, 1 Msp. gemahlener Koriander, Paprika edelsüß
1 bis 2 EL Olivenöl

Zubereitung: Die Karotten und Kartoffel waschen, schälen und auf einer Gemüsereibe grob raspeln. Zusammen mit dem Ei, Mehl und den Gewürzen mischen. In der Zwischenzeit in einer Pfanne das Öl erhitzen und 6 Puffer knusprig backen.
Dazu passt ein Dip und Salat.

Hirse-Quark-Pflanzerl (Vt)

Zutaten
250 g Hirse
250 g Quark, 2 Eier
100 g geriebener Hartkäse
1 geriebene Karotte oder Zucchini
ca. 200 g feine Haferflocken
2 EL frische gehackte Kräuter, z. B. Petersilie
Salz, Pfeffer

Zubereitung: Hirse mit 500 ml Wasser und 1 EL Salz kurz aufkochen, dann ziehen lassen. Den Quark, die Eier, den geriebenen Käse und die Semmelbrösel hinzugeben. Anschließend nachwürzen und gut durchmischen. Etwas Öl untermengen. Mit einem Eisportionierer kleine Bratlinge formen und in der Pfanne von beiden Seiten goldbraun braten.

Grünkernpflanzerl mit Senfkarotten (Vt)

Zutaten (für 4 Personen)
400 ml Gemüsebrühe
200 g Grünkernschrot
1 große Zwiebel, 2 Knoblauchzehen
2 Eier
Salz, Pfeffer, 2 EL Olivenöl, 1 Bund Petersilie

Für das Gemüse:
600 g Karotten
1 EL Butter, 1 TL Zucker
1/8 l Gemüsebrühe
1 EL körniger Senf
Salz, Pfeffer, 1 EL Zitronensaft

Zubereitung: Für die Pflanzerl die Gemüsebrühe zum Kochen bringen, den Grünkernschrot gründlich unterrühren. Schrot etwa 20 Minuten garen. Auf der abgeschalteten Kochstelle abkühlen und dabei weiterquellen lassen.
Die Zwiebel und den Knoblauch schälen und sehr fein hacken. Petersilie waschen, trocken schütteln und auch ganz fein schneiden. Zwiebel, Knoblauch und Petersilie mit den Eiern zum Grünkern geben, salzen, pfeffern und gut durchkneten, 8 Bratlinge formen.
Für das Gemüse die Karotten schälen und längs vierteln. Butter im Topf zerlassen, den Zucker einrühren und schmelzen lassen. Die Karotten einrühren, bis sie vom Fett überzogen sind. Die Brühe dazugießen, den Deckel auflegen und die Karotten in 5 bis 6 Minuten bissfest garen.
Gleichzeitig das Öl in einer Pfanne erhitzen. Die Pflanzerl einlegen und bei mittlerer Hitze ungefähr 8 Minuten braten, dabei einmal wenden. Den Senf unter die Möhren mischen, mit Salz, Pfeffer und dem Zitronensaft abschmecken. Zu den Pflanzerln servieren. Dazu schmeckt Blattsalat.

Gemüsepizza (Vt)

Die Menge ist für ein Standardbackblech gedacht und es lassen sich 6 Portionsstücke daraus schneiden.

Grundrezept Pizzateig:
400 g Weizenmehl
½ Pck. Trockenhefe, 1 TL Salz
lauwarmes Wasser, 2 EL Olivenöl

Das Mehl zusammen mit der Trockenhefe und dem Salz in eine Schüssel geben. Mit den Knethaken des Handmixers unter Zugabe des Öls und zuerst einer Tasse lauwarme Wasser verrühren. Nach und nach so viel Wasser dazugeben, dass ein

relativ trockener Teig daraus entsteht und das Mehl sich von der Schüsselwand eingearbeitet hat.
Der Teig muss jetzt für ca. 25 Minuten zugedeckt »gehen«.
In der Zwischenzeit bereiten Sie die Tomatengrundlage und das Gemüse für den Belag vor. Die Tomatengrundlage besteht aus passierten Tomaten, die es in der Flasche oder im Tetra-Pack zu kaufen gibt. Diese in eine Schüssel geben und mit etwas Salz, Pfeffer und Oregano abschmecken.

Zutaten für den Belag
1 kleine Zucchini in dünne Scheiben geschnitten
1 Paprikaschote in Streifen geschnitten
150 g Champignons in Scheiben geschnitten
2 frische Tomaten in Würfel geschnitten
100 g schwarze Oliven
1 kleine Dose Mais, abgetropft
Oregano oder Pizzakräuter
300 g Hartkäse (Emmentaler, Gouda) gerieben
oder: 3 Kugeln Mozzarella

Wenn Sie alles vorbereitet haben, heizen Sie das Backrohr auf 180 °C vor. Nun kneten Sie den Hefeteig nochmals mit den Händen auf der Tischplatte durch und rollen ihn mit dem Teigausroller in Größe Ihres Bleches aus. Falls der Teig sehr klebrig ist, noch etwas Mehl zufügen. Am besten geht das Ausrollen, wenn Sie gleich das Backpapier unterlegen, so können Sie den Teig damit auch direkt auf das Blech ziehen.
Nun verstreichen Sie die Tomatenmasse gleichmäßig auf dem Teig bis zu den Rändern. Anschließend verteilen Sie das geschnittene Gemüse darauf. Zuletzt mit dem Käse überstreuen.
Nun ca. 25 Minuten backen oder bis die Pizza die gewünschte Bräune erreicht hat und der Käse gut geschmolzen ist,
Dazu passt grüner Salat.

Zucchini-Pecorino-Brot (Vt)

Zutaten (für ca. 15 Scheiben)
Fett und Mehl für die Form
1 Knoblauchzehe
2 Zucchini (ca. 300 g)
100 g Pecorino-Käse
3 Eier
100 g Crème fraîche
100 ml Olivenöl
200 g Mehl
1 Pck. Backpulver
Salz, Pfeffer

Zubereitung: Eine Kastenform fetten und mit Mehl ausstäuben. Knoblauch schälen und fein hacken. Zucchini waschen und putzen. Käse und Zucchini raspeln.
Backofen vorheizen. Eier, Crème fraîche und Öl mit dem Handrührgerät cremig rühren. Mehl, Backpulver, ca. 2 TL Salz, ca. ½ TL Pfeffer, Zucchini und Käse zugeben und kurz verrühren.
In die Form füllen und im heißen Ofen 1 bis 1 ¼ Stunden backen. Brot ca. 10 Minuten in der Form abkühlen lassen, dann stürzen. Das Brot warm oder kalt servieren.
Dazu schmeckt Crème fraîche mit grobem Pfeffer und ein gemischter Salat.

Gerichte mit Fleisch

Zitronenhuhn

Zutaten (für 4 Personen)
4 Hühnerschenkel mit Keule
5 Zweige Rosmarin
2 Biozitronen
3 Stück Knoblauchzehen
1 Stück Ingwer (so groß wie ein halber Daumen etwa)
Olivenöl, Salz, Pfeffer
frische Minze oder Koriander

Zubereitung: Die Hühnerschenkel gut waschen und trockentupfen. Die Zitrone ebenfalls waschen, Schale abreiben und den Saft pressen. Eine Marinade aus dem Zitronenabrieb und -saft, Rosmarinnadeln, dem geschälten und blättrig geschnittenen Ingwer, Knoblauchzehen (in Scheiben geschnitten), viel Olivenöl, etwas Wasser, Minze, Salz und Pfeffer herstellen. Die Hühnerschenkel in die Marinade legen und das Gefäß mit Folie oder Deckel verschließen und für 24 Stunden in den Kühlschrank stellen zum Durchziehen.
Am nächsten Tag den Ofen auf 180 °C Ober-/Unterhitze vorheizen, die Hühnerteile in einen Bräter legen und die Marinade darübergießen. Evtl. die Teile mit Salz und Pfeffer nachwürzen und für ca. 30 Minuten in den Ofen schieben. Dann die Temperatur auf 200 °C erhöhen, bis das Hendl knusprig und fertig ist. Sollte zu wenig Flüssigkeit im Bräter sein, einfach etwas Wasser zugießen, damit ein leckerer Saft entsteht.
Dazu passen Reis oder Couscous und Tomatensalat.

Schweinefiletgeschnetzeltes

Zutaten (für 2 Personen)
200 g Schweinefilet
2 EL Öl
Salz, Pfeffer, Thymian
1 Zwiebel
100 g frische Champignons
100 ml Brühe
100 ml süße Sahne
Senf
frische gehackte Petersilie

Zubereitung: Das Schweinefilet in feine Streifen schneiden und in Öl schön rundherum anbraten, mit Salz, Pfeffer und Thymian würzen und aus der Pfanne nehmen.
Zwiebel in feine Würfel schneiden und mit in Scheiben geschnittenen Champignons in derselben Pfanne andünsten und mit Brühe und Sahne aufgießen. Soße aufkochen lassen und mit Senf abschmecken. Das Fleisch dazugeben. Durchziehen lassen, gehackte Petersilie darüberstreuen und servieren.
Das Geschnetzelte ist auch mit Pute zuzubereiten und die Champignons durch Paprika ersetzbar.
Dazu passen Reis oder Kartoffelpüree und ein grüner Salat.

Dips und Aufstriche

Die Dips und Aufstriche schmecken zu Fisch, Fleisch, Kartoffeln oder Brot, nur einfach so oder als Unterlage für weiteren Belag, und sie bereichern jedes Partybuffet.

Quark-Frischkäse-Dip (Vt)

Zutaten
250 g Magerquark
150 g Vollmilchjoghurt
150 g Doppelrahmfrischkäse
2 EL gutes Olivenöl, Salz
1 Bund frische gehackte Petersilie, Schnittlauch oder Gartenkräuter

Zubereitung: Alles in einer Schüssel gut vermischen und abschmecken. Der Dip hält im Kühlschrank ca. 4 Tage und kann so auch gut vorbereitet werden oder vorrätig sein.
Die Menge reicht als Snack zusammen mit ca. 600 g Gemüse für 6 Personen oder zu Kartoffeln als Hauptmahlzeit für 4 Personen. Als Erweiterung sind Streifen von Räucherlachs möglich.

Rote-Bete-Creme mit Kresse (Vt)

Zutaten (für 4 Personen als Dip)
250 g gekochte Rote Bete
1 kleine Zwiebel
150 g Schmand oder Sauerrahm
1TL Zitronensaft, 1 TL Honig
1 Knoblauchzehe, frisch gemahlener Pfeffer, Salz
frische Kresse

Zubereitung: Die Zwiebel sehr fein hacken und die rote Bete auf der Rohkostreibe fein raspeln. Alles zusammen mit dem Schmand, dem Zitronensaft und dem Honig verrühren und den Knoblauch dazu pressen. Gut durchrühren und mit Salz und Pfeffer abschmecken. Mit Kresse garniert servieren.
Als Abwandlung passen klein geschnittene Sardellenfilets dazu. Dann aber das Salz etwas reduzieren.
Passt gut zu Bauernbrot als Brotaufstrich oder als Dip zu gekochten Pellkartoffeln.

Auberginenpaste (V)

Zutaten (für 4 Portionen als Dip)
4 bis 5 kleine Auberginen
1 Zitrone, Saft
2 Knoblauchzehen
3 EL Olivenöl, Salz

Zubereitung: Zubereitungszeit etwa 45 Minuten inklusive Backzeit. Vor Beginn den Backofen auf 250 °C vorheizen.
Die Auberginen waschen und die grüne Manschette am Stielansatz abziehen, den Stiel dabei nicht entfernen. Nun mit einer Gabel die Haut der Auberginen ringsherum mehrmals einstechen und auf ein Backblech legen. Auf der mittleren Schiene des Backofens ca. 25 bis 30 Minuten backen, bis sie weich sind. Dann kurz unter fließendem kaltem Wasser abschrecken, die violette Haut abziehen und direkt mit Zitronensaft beträufeln um das Verfärben zu verhindern. Das das Fleisch kann jetzt leicht mit einer Gabel zerdrückt werden. Nun noch die Knoblauchzehe abziehen, durch die Knoblauchpresse drücken und in einer Schüssel mit dem Olivenöl unter die zerdrückten Auberginen mischen und mit Salz würzen.

Artischocken-Frischkäse (Vt)

Zutaten
200 g eingelegte Artischockenherzen
200 g Frischkäse natur
100 g Magerquark
Salz, Pfeffer, gehackte Petersilie

Zubereitung: Die Artischocken in einem Sieb abtropfen lassen und in einer hohen Rührschüssel mit dem Mixstab fein pürieren. In einer zweiten Schüssel den Frischkäse und den Magerquark mit einem Quirl luftig aufschlagen und anschließend die Artischockenmasse dazugeben und einrühren. Mit Salz und Pfeffer abschmecken und mit Petersilie garniert servieren.

Paste aus getrockneten Tomaten (V)

Zutaten (für 4 Personen)
200 g getrocknete Tomaten in Öl
80 g Cashewnüsse
2 Knoblauchzehen, 100 ml Olivenöl
Salz, frisch gemahlener Pfeffer

Zubereitung: Die getrockneten Tomaten klein schneiden. Zusammen mit den Knoblauchzehen, dem Olivenöl und den Cashewnüssen mit dem Mixstab fein zerkleinern. Mit Salz und Pfeffer abschmecken.
Wer es gern schärfer mag, kann mit in Ringen geschnittenen Chilischoten nachhelfen. Passt zu Ciabatta-Weißbrot oder als Pesto zu Nudelgerichten.

Karotten-Nuss-Aufstrich (V)

Zutaten
200 g Karotten, 1 EL Olivenöl
50 ml Gemüsebrühe, 1 Knoblauchzehe
Salz, Harissa, alternativ Pfeffer oder Chili
1 Msp. Kreuzkümmel
1 Spritzer Zitronensaft
50 g Walnüsse, 1 TL gehackte Petersilie

Zubereitung: Zuerst die Karotten schälen und klein würfeln. In einer Pfanne das Olivenöl erwärmen, die Karotten kurz andünsten und mit der Brühe aufgießen. Mit geschlossenem Deckel auf niedrigster Hitze 5 Minuten dünsten. Währenddessen die Knoblauchzehe pressen und mit den Gewürzen und Zitronensaft vermischen. Wenn die Karottenwürfel weich sind, das restliche Wasser abgießen, in eine Schüssel geben und mit den Walnüssen und der Knoblauch-Gewürz-Mischung pürieren. Zuletzt die Kräuter unterrühren und die Paste in ein Glas abfüllen. Hält sich im Kühlschrank etwa eine Woche.

Schwarze Olivenpaste (V)

Zutaten (für 4 Personen)
150 g entsteinte schwarze Oliven, 1 EL Kapern
50 ml Olivenöl
frisch gemahlener Pfeffer , Salz, Cayennepfeffer, Petersilie
Spritzer Zitronensaft

Zubereitung: Alle Zutaten in einem Mixer oder mit dem Pürierstab fein zerkleinern. Gut abschmecken.
Passt gut zu geröstetem Weißbrot.

Thunfisch-Frischkäse-Creme

Zutaten (für 4 Personen)
1 Dose Thunfisch im eigenen Saft
150 g Frischkäse natur
3 EL Sauerrahm
1 rote Paprika
3 Gewürzgurken
1 TL Zitronensaft
Salz, frisch gemahlener Pfeffer
Petersilie

Zubereitung: Den abgetropften Thunfisch zusammen mit dem Frischkäse und dem Sauerrahm mit einer Gabel zerdrükken. Die Paprika und die Gewürzgurken in sehr feine Würfel schneiden und unter die Frischkäsemasse rühren. Mit Zitronensaft, Salz und Pfeffer abschmecken und die frisch gehackte Petersilie darüberstreuen.
Passt sehr gut zu Kartoffeln oder geröstetem Weißbrot.

Salatdressing (für den Vorrat) (V)

Zutaten
10 EL Öl
10 EL Essig
2 EL Senf
2 EL rote Marmelade/Gelee
1 TL Salz
Kräuter

Zubereitung: Alle Zutaten in einem Schüttelglas (altes Marmeladenglas) schütteln oder gut verrühren.
Hält sich im Kühlschrank gut 2 Wochen.

Suppen

Karotten-Ingwer-Suppe (V)

Zutaten (für 6 Personen)
1 kg Karotten, 1 Wurzel Ingwer, frisch
Salz, Pfeffer
200 ml Kokosmilch
750 ml bis 1 l Brühe
2 bis 3 Zwiebeln, 2 bis 3 Knoblauchzehen

Zubereitung: Die Karotten und den Ingwer schälen und in kleine Stücke schneiden. Zuerst die Zwiebeln und den Knoblauch in 2 EL Sonnenblumenöl anschwitzen und die Karotten und den Ingwer zugeben und mitdünsten, dabei ständig rühren. Mit der Brühe ablöschen und köcheln lassen, bis alles weich ist. Zuletzt die Kokosmilch zugeben, mit Salz und Pfeffer abschmecken und schön sämig pürieren.

Kürbissuppe (Vt)

Zutaten (für 6 Personen)
500 g Kürbis (Hokkaido kann mit Schale verwendet werden)
2 Karotten, 1 bis 2 große Kartoffeln
1 Zwiebel, 1 Zehe Knoblauch
1 Apfel
1 Scheibchen Ingwer (optional)
2 EL Sonnenblumenöl zum Andünsten
ca. 750 ml Gemüsebrühe, 200 ml Sahne
Salz, Pfeffer, Prise Zimt, Muskat, Kreuzkümmel
1 Dose Kokosmilch zum Abschmecken

Zubereitung: Das Gemüse waschen, schälen und in gröbere Stücke schneiden. In einem etwas größeren Topf das Sonnenblumenöl heiß werden lassen und das Gemüse darin andünsten. Mit der Gemüsebrühe aufgießen und ca. 20 Minuten kochen lassen, so lange, bis der Kürbis ganz weich ist. Nun die Sahne dazugeben und mit einem Pürierstab das Ganze pürieren, bis die Suppe schön cremig ist. Eventuell noch einmal Wasser nachgießen. Probieren! Je nach Bedarf und Geschmack die Kokosmilch dazugeben und mit Salz und Pfeffer abschmecken (ohne Sahne ist die Suppe vegan).
Mit Kürbiskernöl und Kürbiskernen garniert servieren. Dazu passt kräftiges Brot.

Minestrone al la milanese

Zutaten (für 6 Personen)
150 g dicke grüne Bohnen (mit Hülsen)
300 g Erbsen (mit Hülse)
50 g magerer Pancetta, in dünnen Scheiben
2 bis 3 EL Butter
1 mittelgroße Zwiebel,
1 Lauchstange
2 Bleichselleriestangen
200 g Karotten
200 bis 250 g Zucchini
200 g Kartoffeln
200 g Wirsing
100 g Blattmangold (Schnittmangold)
200 g geschälte Tomaten aus der Dose, abgetropft
200 g Reis
1 EL Petersilie und Basilikum, gehackt
5 EL geriebener Parmesan
Salz

Zubereitung: Die Bohnen und Erbsen enthülsen und den Pancetta hacken. Pancetta mit der Butter in einen Kochtopf geben und bei schwacher Hitze unter gelegentlichem Rühren anschwitzen lassen.
Inzwischen Zwiebel und Lauch putzen, Zwiebeln hacken und Lauch in dünne Scheiben schneiden, ebenfalls in den Topf geben und mit andünsten.
Während dieser Zeit den Sellerie und die Karotten putzen und waschen, dazu die Selleriestangen, wenn nötig, halbieren und in Stücke schneiden. Die Karotten der Länge nach vierteln und in gleich große Stückchen schneiden und beides in den Topf geben und mitdünsten.
Die Zucchini waschen, die Kartoffeln waschen und schälen und in gleichmäßige Würfel schneiden. Wirsing und Mangold waschen, abtropfen lassen und die Blätter in große Stücke teilen, die Mangoldstiele klein schneiden und das gesamtes Gemüse in den Kochtopf geben. Bohnenkerne und Erbsen sowie geschälte Tomaten beifügen, salzen und unter gelegentlichem Rühren 5 Minuten dünsten.
1 l Wasser dazugießen und alles aufkochen. Bei schwacher Hitze ca. 45 Minuten leise köcheln lassen.
Danach die Temperatur erhöhen, den Reis beifügen und gut unterrühren. Sobald die Suppe kocht, die Hitze wieder reduzieren, unter gelegentlichem Rühren weiterkochen, bis der Reis gar ist (12 bis 16 Minuten).

Tom Kha Gai – Thailändische Hühnersuppe

Zutaten (für 6 Portionen)
2 Dosen Kokosmilch
¼ l Hühnerbrühe
5 Stängel Zitronengras (4 cm lange Stücke)
7 cm Galgant (geschält, in Scheiben)

3 Chilischoten (ganze, rot)
400 g Hühnerbrust (kleine Würfel/Streifen)
150 g Champignons (geviertelt)
2 Limetten (den Saft)
1 TL (Palm-)Zucker

Garnitur:
Koriandergrün (reichlich)
5 Frühlingszwiebeln (2 cm lange Scheiben)
2 Chilischoten (rot, ohne Kerne, in Streifen)

Zubereitung: Die Brühe mit einer Dose Kokosmilch zum Kochen bringen; Zitronengras, Galgant, Chilis hineingeben und ca. 10 Minuten köcheln lassen. Champignons zugeben, weitere 5 Minuten kochen lassen; dann das Hühnerfleisch unterrühren und wenige Minuten auf kleiner Flamme garen, damit es zart bleibt.
Die restliche Kokosmilch zugeben; mit Limettensaft, Prise Zucker abschmecken; die Suppe sollte frisch säuerlich und leicht salzig schmecken.
Anrichten und mit Chilistreifen, Frühlingszwiebeln & Koriander garnieren.

Varianten:
Das Hühnerfleisch lässt sich durch angebratene Tofustreifen oder Fischfiletwürfel ersetzen.
Wer mehr Gemüse möchte, kann halbe Cocktailtomaten oder Zuckerschoten zufügen.
Zitronengras, Galgant & Magrood sind Würzzutaten und werden nicht mitgegessen. Wer sich das Trennen während des Essens ersparen möchte, fischt sie mit einem Löffel aus der Suppe, bevor die Pilze dazukommen.

Eierspeisen

Rührei (Vt)

Zutaten (für eine Person)
2 Eier
3 EL Milch
1 EL Öl
Salz, frische Kräuter

Zubereitung: Die Eier in eine kleine Schüssel aufschlagen und zusammen mit der Milch mit einer Gabel gut verrühren. Wer will, kann jetzt schon ein bisschen salzen und die Kräuter dazugeben. Zwischenzeitlich die Pfanne erhitzen und das Öl hineingeben. Nun das verquirlte Ei hineinschütten und tatsächlich warten, bis die Unterseite leicht fest ist (gestockt). Dann mit einem Pfannenwender stückweise umdrehen und bei abgedrehter Hitze fertig stocken lassen. So bleibt das Ei schön fluffig und gelb.
Dazu passen Salzkartoffeln und Salat. Auch auf einem kräftigen Butterbrot zusammen mit einer Tomate ist es ein schöner Imbiss.

Backen

Schokobrownies (Vt)

Die Zutatenmenge ist für eine quadratische Browniebackform berechnet (bei Verwendung eines tiefen Backblechs bitte verdoppeln!).

Zutaten
200 g Zartbitterschokolade oder dunkle Kuvertüre
175 g Butter
4 Eier
1 Pck. Vanillezucker
150 g Zucker
100 g Mehl

Zubereitung: Schokolade und Butter zusammen in einem kleinen Topf schmelzen lassen. Wasserbad ist bei kleiner Hitze und stetigem Rühren nicht unbedingt nötig. Währenddessen die Eier, den Vanillezucker, den Zucker und das Mehl in einer Extraschüssel verrühren.
Anschließend die geschmolzene Schokolade/Butter zur Eiermasse geben und sorgfältig vermischen. Wer will, kann 100 g gehackte Mandeln oder Walnüsse dazugeben. Bei 150 °C Ober-/Unterhitze (wichtig für den weichen Kern!) ca. 25 Minuten backen.

Apfel-Quark-Kuchen (Vt)

Zutaten
125 g Margarine
125 g Zucker
1 Pck. Vanillezucker
3 Eier
350 g Quark
350 g Weizenmehl
1 Pck. Backpulver
100 ml kalte Milch
5 große Äpfel

Zubereitung: Die Margarine mit dem Zucker/Vanillezucker und den Eiern in einer Schüssel mit dem Handrührgerät schaumig rühren. Das Mehl mit dem Backpulver vermischen und zusammen mit dem Quark und der Milch ebenfalls einrühren.
Die Äpfel schälen und das Kernhaus entfernen. Nun die Hälfte des Teiges in eine gefettete Springform füllen und glatt streichen. Die Hälfte der Äpfel in sehr dünne Spalten geschnitten kreisförmig darauf verteilen und anschließend mit dem restlichen Teig bestreichen und die zweite Schicht der Apfelspalten darauf verteilen.
Bei 160 °C (Umluft) ca. 45 Minuten backen.

Weicher Blitzkuchen (Vt)

Zutaten
250 g Mehl
1 TL Backpulver
200 g Zucker
1 Pck. Vanillezucker, 1 Prise Salz

250 g Margarine oder Butter
5 Eier
50 g Zucker
50 g Mandeln, gestiftet
50 g Butter
Fett für das Blech

Zubereitung: Bis auf die letzten drei Zutaten alle weiteren in eine Schüssel geben und mit dem Mixer zu einem Rührteig vermengen. Den Teig auf einem gefetteten und mit Backpapier ausgelegten Backblech verteilen. Mit dem Zucker und den Mandelstiften bestreuen und die 50 g Butter, in Flöckchen geschnitten, darauf verteilen. Im vorgeheizten Backofen bei 180 °C auf der mittleren Schiene ca. 20 bis 25 Minuten golden backen.

Rüblikuchen (einfach und saftig) (Vt)

Zutaten
5 Eier (getrennt)
250 g Zucker
12 geriebene oder zerstoßene Zwiebäcke
250 g gem. Nüsse
250 g fein geriebene Karotten
3 TL Backpulver, ¼ TL Zimt
Saft und Schale einer unbehandelten Zitrone

Zubereitung: Die Eigelb, und den Zucker zu einer sehr schaumigen Biskuitmasse rühren, die trockenen Zutaten nach und nach untermischen und zuletzt den sehr steif geschlagenen Eischnee unterheben. In einer gefetteten oder mit Backpapier ausgelegten Springform bei 180 °C für ca. 1 Stunde backen.

Es ist auch möglich den Teig in Muffin-Papierförmchen zu füllen, dann verkürzt sich die Backzeit auf 25 Minuten.
Nach dem Auskühlen mit Puderzucker bestreuen oder mit Zartbitterkuvertüre überziehen und mit kleinen Marzipankarotten dekorieren.
Statt der Karotten lässt sich alternativ auch Kürbis oder Zucchini verwenden.

Tassenrezept: Schokoladenkuchen (schnell) (Vt)

Sie benötigen eine Tasse mit ca. 200 ml Volumen als Maßeinheit

Zutaten
2 Tassen Mehl
1 Tasse Zucker
1 Tasse Öl (z. B. Distelöl oder Rapsöl)
1 Tasse Milch
½ Tasse Kakao/Kaba gemischt
4 Eier
1 TL Zimt
1 Pck. Backpulver

Zubereitung: Alle trockenen Zutaten in einer Rührschüssel vermischen. Anschließend das Öl, die Milch und die Eier zugeben. Mit dem Handrührgerät alles zu einem schönen geschmeidigen Teig rühren (ca. 2 Minuten).
Jetzt den Teig in eine gefettete Gugelhupfform füllen und bei 180 °C Ober-/Unterhitze ca. 45 Minuten backen.

Bananenbrot (Vt)

Zutaten
3 reife Bananen
300 g Vollkornmehl
100 g Zucker
1 Ei
1/4 TL Salz
1 Pck. Backpulver
1 Pck. Vanillezucker
4 EL Öl
4 EL Rosinen

Zubereitung: Die reifen Bananen in einer Schüssel mit einer Gabel zerdrücken oder mit dem Mixstab zerkleinern. Den Zucker, Vanillezucker, Salz, Öl und Ei hinzugeben und gut verrühren. Anschließend das mit dem Backpulver vermischte Mehl unterrühren und die Rosinen dazugeben. Nun den Teig in eine Kastenform einfüllen und bei 180 °C im Backrohr ca. 45 Minuten backen.
Statt Rosinen können auch gern 4 EL gehackte Walnüsse dazugegeben werden.

Desserts und Süßspeisen

Kompott (am Beispiel Apfelkompott)

Zutaten (pro Person)
1 Apfel
Wasser
1 Zitrone (unbehandelt)
Zimtstange
Zucker (nach Belieben)

Zubereitung: Den Apfel waschen und schälen, entkernen und in Scheiben oder Stücke schneiden und, knapp mit kaltem Wasser bedeckt, in einen Topf geben. Mit einem Sparschäler ein Stück der Zitronenschale abschälen und zusammen mit einem Stück Zimtstange zu den Äpfeln in den Topf geben. Bei mittlerer Hitze ca. 10 bis 15 Minuten köcheln lassen oder bis das Obst die gewünschte Konsistenz hat. Nach Belieben süßen und warm oder abgekühlt verzehren.
Kompott lässt sich aus fast allen Obstsorten in dieser Variation zubereiten (zum Beispiel aus Birne, Rhabarber, Pfirsich, Zwetschgen …). Evtl. statt Zitrone und Zimt keine oder andere Aromen wie Vanilleschote oder Orangenschale dazugeben.

Rote Grütze

Zutaten (6 Portionen)
300 g Beerenmischung (TK)
1 Glas Sauerkirschen
1 Pck. Vanillepuddingpulver, 1 EL Zucker

Zubereitung: Die Kirschen abtropfen lassen und den aufgefangenen Saft in einem Topf zum Kochen bringen. Das Vanillepuddingpulver mit Wasser anrühren und in die kochende Flüssigkeit rühren. Hitze des Herdes herunter drehen und die gefrorenen Früchte hineingeben. Nochmal aufkochen lassen und mit Zucker und etwas Zitronensaft abschmecken.
In Dessertgläser füllen und auskühlen lassen. Schmeckt gut mit flüssiger Sahne oder Vanillesoße.

Milchreis (Vt)

Zutaten
500 ml Milch, 80 g Milchreis
2 EL Zucker, Zimt

Zubereitung: Die Milch zusammen mit dem Zucker in einem Topf zum Kochen bringen. Den abgewogenen Reis hinzugeben und ca. 20 Minuten unter Rühren köcheln und ausquellen lassen. Der Reis ist fertig, wenn er die gewünschte Bissfestigkeit erreicht hat, wenn nötig, noch etwas Milch zugeben.
Schmeckt als Hauptgericht mit Apfelmus und Zimt oder Kirschkompott.

Müsli

Zutaten (für 2 Personen)
250 g Naturjoghurt
1 großer geriebener Apfel
80 g Haferflocken (fein/grob gemischt)
2 EL Honig, 2 EL gehackte Walnüsse

Zubereitung: Alles in einer Schüssel gut vermischen. Eventuell mit Beeren garnieren. Hält im Kühlschrank 2 Tage.

Müsliriegel – crunchy (Vt)

Zutaten (für ca. 24 St.)
100 g gehackte Haselnüsse
60 Sonnenblumenkerne
80 g getrocknete Aprikosen
80 g getrocknete Pflaumen
80 g Rosinen
180 g Vollkornmehl
150 g Haferflocken
2 Apfel (ohne Schale geraspelt)
60 ml Pflanzenöl
3 EL Honig
Apfelsaft je nach Konsistenz
Zimt nach Belieben

Zubereitung: Alle Zutaten klein schneiden, hacken und die Äpfel raspeln. Nun alle Zutaten in einer Schüssel vermischen und den Honig und den Apfelsaft dazugeben. Etwas ziehen lassen, die Haferflocken sollen gut durchweichen.
Auf ein mit Backpapier belegtes Blech streichen und bei 170 °C ca. 30 Min. backen. Am besten noch warm in Riegel schneiden. Sie sind in einer Blechdose ca. 1 Woche haltbar.

Früchte-Lasagne (Vt)

Zutaten (für 4 Portionen)
250 g Aprikosen
150 g Kirschen
100 g weiche Butter (etwas Butter für die Auflaufform)
150 g Zucker
1 Pck. Vanillezucker
3 Eier
500 g Magerquark
200 ml Milch
2 TL abgeriebene Zitronenschale (unbehandelt)
9 Lasagneplatten (ohne Vorkochen, ca. 150 g)
3 EL Mandelblättchen

Zubereitung: Die Aprikosen halbieren, entsteinen und in 2 cm dicke Spalten schneiden. Kirschen entsteinen und evtl. halbieren. Die Butter zusammen mit dem Zucker und Vanillezucker mit dem Handrührgerät ca. 5 Minuten schaumig rühren, Eier zugeben und weitere 5 Minuten rühren. Dann den Quark, die Milch und Zitronenschale unterrühren.
Eine Auflaufform mit dem Pinsel gut einfetten. Abwechselnd die Lasagneplatten, die Früchte und Quarkmasse in die Form schichten. Diese Schichtung noch zweimal wiederholen.
Im vorgeheizten Ofen bei 180 °C (Umluft 160 °C) auf der 2. Schiene von unten 45 Minuten backen
Nach 30 Minuten mit den Mandelblättchen bestreuen.
Statt Aprikosen und Kirschen können auch Pflaumen oder Pfirsiche verwendet werden. Auch mit etwas Zimt lässt sich gut abschmecken.

Weitere Informationsquellen und Literaturangaben

American Psychiatric Association: *Diagnostisches und Statistisches Manual Psychischer Störungen DSM-5*. Deutsche Ausgabe herausgegeben von Peter Falkai und Hans-Ulrich Wittchen. Hogrefe 2015

Bundesministerium für Gesundheit: *Was tun bei Verdacht auf Essstörungen. Informationen für Eltern, Angehörige und nahestehende Personen*. Den Flyer im PDF-Format finden Sie unser: www.bundesgesundheitsministerium.de

Bundesministerium für Gesundheit: *Ratgeber zur Prävention und Gesundheitsförderung*, 8. Auflage 2015

Monika Gerlinghoff, Herbert Backmund (Hrsg.): »Is(s) was?!«-Broschüren zum Thema Essstörungen. Beltz Verlag, 2015:

- *»Is(s) was?!« – Eine Information von Fachleuten*
- *»Is(s) was?!« –Eine Information von Betroffenen*
- *»Is(s) was?!« –Eine Information für Lehrerinnen und Lehrern*
- *»Is(s) was?!« – Diagnostik – Therapieformen –Therapieerleben*
- *»Is(s) was?!« – Ess-Programm*

Stephan Herpertz, Martina de Zwaan und Stephan Zipfel

(Hrsg.): *Handbuch Essstörungen und Adipositas*, 2. Auflage. Springer 2015

Jesper Juul: *»Was gibt's heute?« Gemeinsam essen macht Familie stark.* Beltz 2010

Ninette: Dünn ist nicht dünn genug. Ein interaktives Comic. Zu finden im Internet unter www.ninette.berlin

Patientenleitlinie: *Diagnostik und Behandlung von Essstörungen.* 1. Auflage 2015 (http://www.awmf.org/leitlinien/detail/ll/051-026.html)

Laurie Penny: *Fleischmarkt. Weibliche Körper im Kapitalismus.* Hamburg (Edition Nautilus).

S3 – Leitlinie Diagnostik und Behandlung der Essstörungen, herausgegeben von Stephan Herpertz (DGPM), Beate Herpertz-Dahlmann (DGKJP), Manfred Fichter (DGPPN), Brunna Tuschen-Caffier (DGPs) und Almut Zeeck (DKPM). Springer 2011

Weltweite Charta für Essstörungen. Academy for Eating Disorders, Barcelona 2006. Deutsche Übersetzung von M. Fichter und M. Brandstäter, Deutsche Gesellschaft für Essstörungen e.V. 2007

Downloadmaterialien

Durch unsere langjährige Zusammenarbeit mit magersüchtigen und bulimischen Patientinnen ist eine umfangreiche Aufstellung von Denkanstößen und Ratschlägen für Betroffene und ihre Eltern zustande gekommen. Einige davon haben wir ja bereits im Kapitel V. zusammengefasst.

Weitere Ratschläge und Denkanstöße, die wir Fachleute und Patientinnen für wichtig halten, bieten wir als kostenlosen Download unter www.beltz.de/ an. (Passwort Ger_2017)

Endnoten

1 http://www.bmel.de/DE/Ernaehrung/_Texte/Ernaehrungs-report2017.html

2 http://www.rki.de/DE/Content/Gesundheitsmonitoring/Gesundheitsberichterstattung/GBEDownloadsJ/JoHM_2016_02_ernaehrung1a.html

3 Studie zur Gesundheit Erwachsener in Deutschland (http://www.rki.de/DE/Content/Gesundheitsmonitoring/Studien/Degs/degs_w1/degs_w1_node.html)

4 http://www.gbe-bund.de/pdf/Faktenbl_fruehstueck_2013_14.pdf

5 http://www.hag-vernetzungsstelle.de/uploads/docs/328.pdf

6 http://www.ifd-allensbach.de/uploads/tx_reportsndocs/PD_2014_08.pdf

7 www.ec.europa.eu/eurostat

8 http://www.thelancet.com/journals/lancet/article/PIIS0140-6736(16)30054-X/abstract

9 http://www.gbe-bund.de/pdf/Faktenbl_Koerpergewicht_2013_14.pdf

So bleibt Ihr Kind fit und gesund

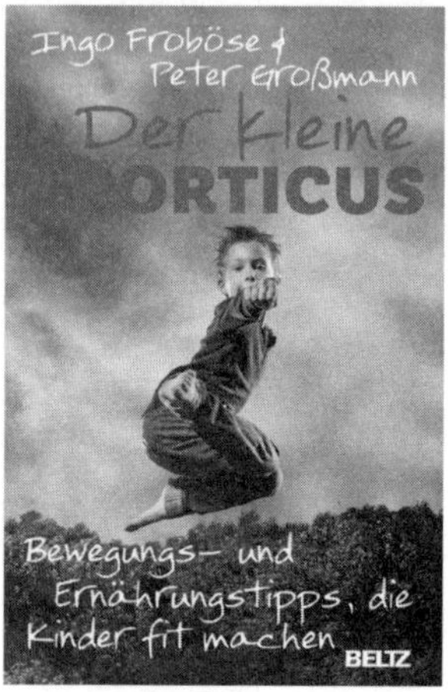

Zu dick? Zu dünn? Zu viel oder zu wenig Sport? Vegan, zuckerfrei oder doch nur Nudeln essen? Dieses Buch hilft, den Überblick zu behalten, was bei der Gesundheit von Kindern zählt.

Ingo Froböse und Peter Großmann erklären, warum Sport viel mehr als Körperertüchtigung ist und den Charakter eines Kindes nachhaltig prägt. Die beiden Ernährungs- und Bewegungsexperten rufen zur Gelassenheit auf und geben leicht umsetzbare Tipps, wie man als Familie mit einfachen Mitteln fit und in Bewegung bleibt.

»Jedes 5. Kind in Deutschland leidet an Übergewicht und Bewegungsmangel. Dagegen tun wir etwas.« Ingo Froböse & Peter Großmann

Ingo Froboese,
Peter Großmann
Der kleine Sporticus
Bewegungs- und Ernährungstipps, die Kinder fit machen
Klappenbroschur, 264 Seiten
ISBN 978-3-407-86441-3

www.beltz.de BELTZ

Broschüren aus dem TCEforum

von Monika Gerlinghoff und Herbert Backmund

Die Broschüren stehen auf der Homepage des Beltz Verlages als Download zur Verfügung

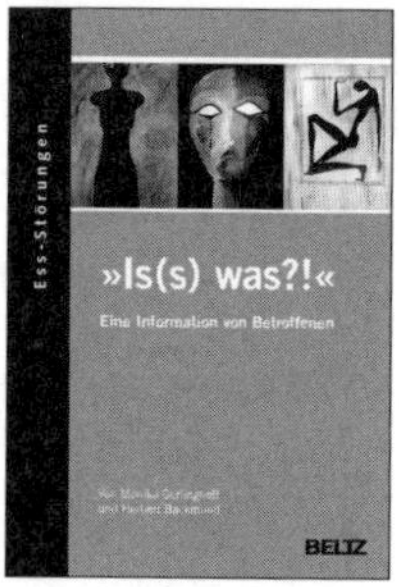

Is(s) was - Eine Information von Betroffenen
32 Seiten
Berichte und Kommentare von Patientinnen über ihr Kranhkeitserleben.

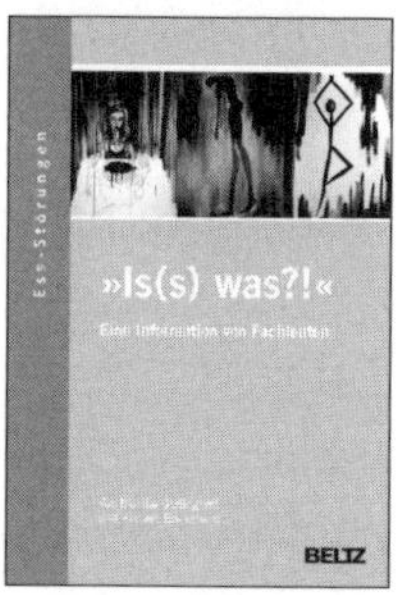

Is(s) was - Eine Information von Fachleuten
16 Seiten
Eine kurze Aufklärungsbroschüre über Essstörungen aus medizinischer und therapeutischer Sicht und mit Aussagen und Ratschlägen von Patientinnen.

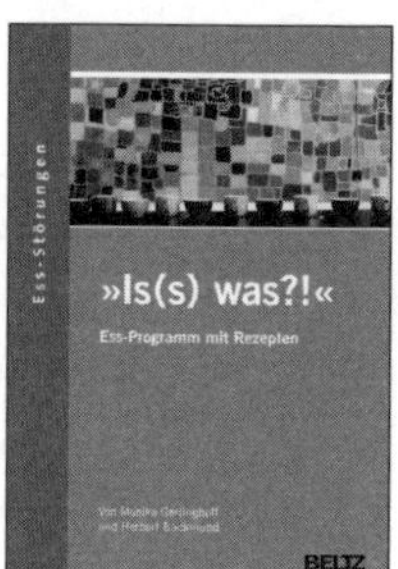

Is(s) was - Ess-Programm mit Rezepten
44 Seiten
Eine Beschreibung des Ess-Programms, wie es seit 2008 im TCEforum im Rahmen eines ambulanten multimodalen Therapiekonzeptes praktiziert wird. Mit Rezepten.

BELTZ